静がんメソッド

静岡がんセンターから学ぶ
最新化学療法 & **有害事象**マネジメント

乳癌編

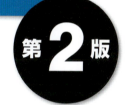

シリーズ監修 **安井博史** 静岡県立静岡がんセンター副院長／消化器内科部長
編著 **西村誠一郎** 静岡県立静岡がんセンター乳腺外科部長
渡邉純一郎 静岡県立静岡がんセンター女性内科部長

日本医事新報社

静がんメソッドシリーズの監修にあたって［第2版］

　本シリーズを刊行し1年が経過しました。本シリーズは一般的なガイドラインとは異なり，当院が臨床現場で培ってきた経験的ポイント，いわゆる「治療のコツ」を中心に，なるべく具体的にわかりやすく記載することで，悩みどきの解決本となることを期待し作成しました。本シリーズが非常に多くの先生方よりご好評を頂き，今回このように改訂版を作成する運びとなったことは望外の喜びです。

　この数年の癌治療，特に化学療法は治療開発も目まぐるしく，ガイドラインも様々な改訂が行われています。とりわけ抗PD-1抗体，抗PDL-1抗体，抗CTLA-4抗体などの癌免疫療法の登場が，悪性黒色腫だけでなく，肺癌，胃癌など様々な癌腫に有効性が認められ，化学療法の世界も大きく変貌を遂げようとしています。これらの癌免疫療法は，今後も臨床試験の結果から他癌腫への広がり，使用ラインの拡大が期待されています。しかし同時に，間質性肺疾患，大腸炎，甲状腺機能低下といったホルモン異常など，これまで我々が経験したことのない癌免疫療法特有の副作用が報告されており，副作用マネジメントも今まで以上に慎重かつ速やかな対応が求められるようになってきています。こうした背景をふまえ，今回の改訂版では，癌免疫療法の適応レジメン追加とともに，当院で行っている治療前のスクリーニングならびに治療後のフォローの方法もご紹介することにしました。

　初版の冒頭でも触れましたが，言うまでもなくEBMが医療の根幹であり，まずはしっかりEBMを理解し，それに沿って治療することが大原則です。しかし，EBM外の実臨床で悩む機会は現状で多く，その際に本シリーズのような，経験から得られた治療のコツが非常に大きな支えになると考えています。

　引き続き本シリーズが，患者さんの視点に立ち，すべての患者さんの希望に沿った最善の治療を行うための一助になれば幸いです。

　最後になりますが，出版に際し，日常臨床で多忙な中ご執筆頂いた静岡県立静岡がんセンター各科の先生方に深謝申し上げます。

静岡県立静岡がんセンター
副院長兼消化器内科部長

安井博史

序　文［第2版］

　前回「静がんメソッド　乳癌編」を刊行した後，新たなエビデンスも加わり，周術期補助療法，再発治療共にレジメンの追加や改良を行っています。また，新規薬剤の登場により，治療の選択肢が広がっています。

　常日頃，我々，乳腺グループでは，新患1例ごとにキャンサーボードで議論し，それぞれの症例に合わせて治療方針を決めていますが，その実地診療に即した内容で記述しております。日進月歩の乳癌治療の中で，エビデンスとして確立しているもの，いないもの，様々な情報がある中で，妥当性を考えながら治療を行っています。

　本書が，乳癌治療に取り組んでおられる医療関係者の方々の一助になれば幸いです。文章内に稚拙な表現があるかもしれませんが，ご容赦下さい。

2019年5月

乳腺グループ一同（文責　西村誠一郎）

　皆様のお手元に「静がんメソッド　乳癌編」の第2版をようやくお届けすることができました。講演会などでお会いする方々から「外来のとき，いつも手元に置いています。」といったうれしいお言葉をたびたび頂戴し，改訂の機会を窺っておりました。そして，CDK4/6阻害薬が承認され，また，免疫チェックポイント阻害薬や多遺伝子パネル検査がいよいよ承認されようという変化の時期に，大幅な改訂をもって間に合わせることができました。

　CDK4/6阻害薬の登場による治療戦略の変化，そして，間質性肺疾患のマネジメントなどに力を入れ，「ガイドラインには書いていないこと」を伝えられるよう，共著者共々，努力致しました。

　皆様の日々の診療や看護にお役立て頂ければ，筆者としてこの上ない喜びです。

2019年5月

渡邉純一郎

執筆者一覧

シリーズ監修者

安井博史 　静岡県立静岡がんセンター 副院長兼消化器内科部長

編著者

西村誠一郎 　静岡県立静岡がんセンター 乳腺外科部長
渡邉純一郎 　静岡県立静岡がんセンター 女性内科部長

執筆者（執筆順）

林　友美 　静岡県立静岡がんセンター 乳腺外科副医長
佐藤　睦 　静岡県立静岡がんセンター 乳腺外科
　　　　　　　〔現・相良病院（鹿児島）乳腺科〕
中本翔伍 　静岡県立静岡がんセンター 女性内科副医長

目次

1 SCC院内ガイドライン ... 1
I 周術期乳癌（手術可能乳癌） ... 2
II 進行再発乳癌 ... 6

2 レジメン・有害事象マネジメント ... 37
I 周術期乳癌
EC（FEC）療法 ... 38

EC（FEC）＋3weekly DTX療法 ... 46

EC（FEC）＋weekly PTX療法 ... 52

TC療法 ... 58

dose-dense EC-PTX療法 ... 63

トラスツズマブ ... 70

PER＋Tmab＋DTX療法 ... 75

CMF療法 ... 80

II 進行再発乳癌
進行再発乳癌 レジメン索引 ... 85

アベマシクリブ＋内分泌療法 ... 86

エキセメスタン＋エベロリムス ... 92

S-1（TS-1） ... 98

エリブリン（＋トラスツズマブ） ... 103

オラパリブ	109
カペシタビン（＋トラスツズマブ）	114
ゲムシタビン（＋トラスツズマブ）	120
抗HER2療法	126
トラスツズマブ エムタンシン	129
パクリタキセル＋ベバシズマブ	134
weeklyパクリタキセル（＋トラスツズマブ）	142
パルボシクリブ＋内分泌療法	149
ビノレルビン（＋トラスツズマブ）	154
ペルツズマブ＋トラスツズマブ＋ドセタキセル	161
ラパチニブ＋カペシタビン	169
ラパチニブ＋トラスツズマブ	176

Column

① 乳癌における免疫チェックポイント阻害薬の可能性 …… 8
② 内臓転移と肝転移〜リスク因子としての重みづけを考える〜 …… 13
③ リスク因子としての骨転移 …… 18
④ CDK4/6阻害薬，どちらを選ぶか …… 20
⑤ 中枢神経転移 …… 26
⑥ 癌薬物療法と間質性肺疾患〜主に鑑別について〜 …… 31
⑦ PER＋Tmab＋DTXの代替療法の可能性 …… 166
⑧ 腫瘍崩壊（融解）症候群（TLS） …… 167

索　引 …… 181

1

SCC
(Shizuoka Cancer Center)
院内ガイドライン

I 周術期乳癌(手術可能乳癌)

　当院では，集学的治療(手術＋薬物療法＋放射線療法)を行うことにより，根治が望める病状の乳癌(Stage I～Ⅲ)に対して，各種画像検査(MMG，乳房および所属リンパ節US，乳房MRI/CT，胸腹部CT，骨シンチ，PET/CTなど)，血液検査，原発巣針生検，所属リンパ節針生検(穿刺吸引細胞診)などの治療前検査を行い，TNM分類進行度，組織学的悪性度，エストロゲン・プロゲステロン受容体，HER2受容体，Ki67値を評価した上で，補助療法の方針を決定している(表1，図1)。化学療法の省略が不可避な症例に対しては，積極的に術前化学療法を導入し，手術病理評価に基づいて薬剤感受性を確認しながら，術後の追加治療を検討している。再発リスク評価には，従来行っている病理学的評価が現在でも重要であるが，判断に迷う事例も多々あり，病例ごとに希望があれば，自費検査となるが，多遺伝子検査(Oncotype Dx®など)も活用している。

　前回の刊行から約3年が経過し，新たなエビデンスが加わり，当院でも2016年末よりdose-dense化学療法の導入に踏み切った。また，HER2陽性乳癌に対する術後補助療法として，ペルツズマブの使用が承認され，さらに根治性が高まることが期待される。

〈西村誠一郎〉

表1 ● 周術期補助療法

	lum A	lum B	lum-HER2	HER2	TN
Stage 0	—		—	—	—
Stage I	ホルモン療法	ホルモン療法（+化学療法*1）	ホルモン療法＋EC（90）×4 →抗HER2療法 1yr（+タキサン） または、ホルモン療法＋weekly PTX＋抗HER2療法 1yr	EC（90）×4 →抗HER2療法 1yr（+タキサン） または、weekly PTX＋抗HER2療法 1yr	dd EC（90）×4 [+ dd PTX（175）×4]
Stage IIA	ホルモン療法（+化学療法*1）		ホルモン療法＋EC（90） →タキサン＋抗HER2療法 1yr	EC（90） →タキサン＋抗HER2療法 1yr	
Stage IIB	ホルモン療法＋dd EC（90）×4 →dd PTX（175）×4	ホルモン療法＋dd EC（90）×4 →dd PTX（175）×4	ホルモン療法＋dd EC（90）×4 →タキサン＋抗HER2療法 1yr	dd EC（90）×4 →タキサン＋抗HER2療法 1yr	dd EC（90）×4 →dd PTX（175）×4
Stage III					
Stage IV			TPC*2		

1) lum A：核異型度1、ER高発現かつPgR≧20%、Ki67≦14% すべてを満たすもの。それ以外は lum B
2) lum A以外は病理学的浸潤径≧6mm以上で化学療法検討
3) 予後良好な特殊型（粘液癌、管状癌、腺様嚢胞癌など）は総合評価で判断
4) タキサン：weekly PTX（80）×12、3wDTX（60-75）×4
5) その他の化学療法レジメン：TC（75）×4、EC（90）×4、FEC（100）×4→タキサン、CMF×6
6) dose-dense化学療法レジメン*3：biweekly EC（90）×4 → biweekly PTX（175）×4 [weekly PTX（80）×12]
7) 抗HER2療法：トラスツズマブ（+ペルツズマブ*4）
8) ホルモン療法：閉経前タモキシフェン、閉経後アロマターゼ阻害薬
＊1 必要に応じて multi-gene test（Oncotype Dx®、MammaPrint®）
＊2 TPC：treatment of physician's choice
＊3 dose-dense化学療法条件：PS 0、age＜60、基礎疾患軽微
＊4 PER適格基準：1）pN+、pN−の場合、2）pT1cm以上、3）pT0.5〜1cmで35歳未満、またはNG3、またはHR陰性、いずれか1つ以上を満たす場合

手術可能乳癌

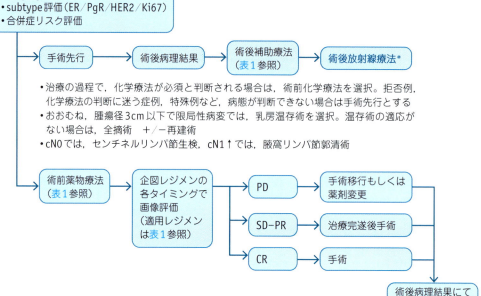

- 治療の過程で，化学療法が必須と判断される場合は，術前化学療法を選択．拒否例，化学療法の判断に迷う症例，特殊例など，病態が判断できない場合は手術先行とする
- おおむね，腫瘍径3cm以下で限局性病変では，乳房温存術を選択．温存術の適応がない場合は，全摘術 ＋／－再建術
- cN0では，センチネルリンパ節生検，cN1↑では，腋窩リンパ節郭清術

手術不能（原発進行）乳癌
　　→図2参照

＊：術後放射線療法
　＜対象＞①乳房温存手術例，②全摘術後Stage Ⅲ以上（Stage Ⅱの一部）
　＜照射範囲＞①全乳房（pN=4個以上・pN=1～3個，かつリンパ管侵襲＋の場合は鎖骨上領域への照射も検討），②胸壁，鎖骨上領域
　＜線量＞①・②とも50～60Gy/25～30回．①については寡分割照射法42.56～53.2Gy/16～20回も提示可

図1 ● 乳癌の治療ガイドライン（初発症例）

HER2 陰性

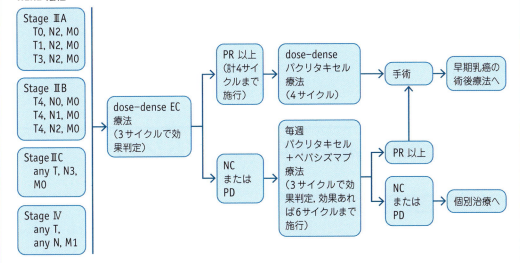

HER2 陽性

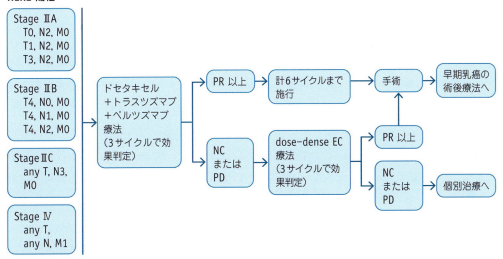

【注1】「原発進行乳癌」は，初診時に根治的乳房切除術が困難，または不可能と考えられるが，薬物療法により姑息的乳房切除術の対象となりうる状態を指す（広範な胸壁への浸潤などを認める場合は「再発乳癌」に準じた治療を行う）
【注2】内分泌療法高感受性の高齢者では術前内分泌療法の適応を考慮する
【注3】治験または臨床試験に適格な場合は優先して考慮する

図2● 原発進行乳癌の治療ガイドライン

II 進行再発乳癌

1 進行再発乳癌治療のパラダイムシフト

進行再発乳癌治療を取り巻く変化

　2015〜18年までの約3年間に，進行再発乳癌への適応をもって発売(または製造販売承認)された薬剤は，サイクリン依存性キナーゼ4/6(CDK4/6)阻害薬である「パルボシクリブ(イブランス®)」,「アベマシクリブ(ベージニオ®)」,およびPARP(poly ADP-ribose polymerase)阻害薬である「オラパリブ(リムパーザ®)」である。

　新規薬剤の数だけをみれば，比較的不作な印象を持つが，それぞれの臨床へもたらすインパクトは大きい。CDK4/6阻害薬は，それぞれ大規模臨床試験で従来の内分泌療法に対し，毒性の増加をはるかに上回る恩恵(benefit, ベネフィット)，すなわち病勢進行のリスクを半減し[1,2]，化学療法までの期間を延長させた。CDK4/6阻害薬によるベネフィットは(恩恵の幅はあるかもしれないが)，基本的にどの病院でも，どの患者に対しても，もたらされるであろう。対称的に，PARP阻害薬は「生殖細胞系列(germ-line)における遺伝子異常」という新たなバイオマーカー(効果または副作用の予測因子)検索の適応判断，結果の解釈とフォローアップ(患者本人・血縁者へのカウンセリング)といった，高いハードルを有する。

　今後もPARP阻害薬のように，特定のバイオマーカーを検索することが要求される薬剤が増加することは明らかである。たとえば，治験が進行中の抗PD-1(programmed cell death-1)/PD-L1(programmed cell death-ligand 1)抗体製剤，PI3K阻害薬，AKT阻害薬など，その効果をそれぞれのバイオマーカーに依存する分子標的治療薬は，バイオマーカーの発現を検索し，適切に使用しなければならない。すなわち，現在までのホルモン受容体やHER2受容体の発現を拠り所とした治療戦略の決定は，無視できない速度でその重要性を失っていく，という状況にあると考えられる。

治療方針決定におけるバイオマーカーの検索の重要性

　現時点で進行再発乳癌治療における重要なバイオマーカーとして認識されており，かつ，どの施設でも検索可能なものは，ホルモン受容体〔主にエストロゲン受容体(ER)〕，HER2受容体，およびKi-67(MIB-1 index)である。

　従来，進行再発乳癌の治療は原発巣，すなわち乳腺病変の病理診断結果を拠り所に行わ

れてきた。しかしながら，乳癌において，原発巣と転移巣でバイオロジーが異なることは多くの論文で示されており，そこにはERの変異やHER2遺伝子増幅の低下，上皮間葉転換（epithelial-mesenchymal transition：EMT）の関与など，主として"悪性度"の上昇を示唆するバイオマーカーの変化，バイオロジーの変化が認められている[3〜5]。

このように，進行再発乳癌治療におけるバイオマーカーは，"より新しいもの"を追い求めることが重要であり，原発巣のアーカイブ標本でのバイオマーカー評価では不十分であると当科では考えている。無論，転移巣からの生検が技術的に高度なリスクを伴う場合は避けるべきであるが，経皮的肝生検，胸腔鏡下肺生検，気管支鏡下生検など，低侵襲性の手技を活用する機会を逃さないようにすることは重要であり，ガイドラインにおいても推奨されている[6]。当科における2002年からの進行再発乳癌患者データベースによれば，680例のうち316例で転移巣に対する生検が行われており，実施率は46.5％である。この生検は乳癌の確定診断を目的とした場合より，治療抵抗性にかかるバイオロジーの変化を確認することが主たる目的である。HER2を例に取ると，原発巣でHER2が陽性であった165例のうち，18例（10.9％）で転移巣におけるHER2の陰転化がみられた。同様に，ERの陰転化率は13.0％（27/207）であった[7]。

このような数〜10％程度の変化（不一致率）が，実臨床においてどの程度のベネフィットをもたらすかは検証されておらず，転移巣からの生検に対して消極的な意見も耳にするが，当科において，実際に転移巣の情報から治療方針を大きく転換し，成功した例も少なくない。加えて，多遺伝子パネル検査も2019年中には臨床へ導入される見通しであり[8]，先に述べたように，使用にあたりコンパニオン診断を必要とする薬剤が今後増加することは明らかである。したがって，積極的に転移巣の生検を行うことは，バイオマーカーのレポジトリを構築する上で非常に重要であると考えられる。

新規バイオマーカーによる「入口」の変化

現在まで，我々はHER2やERを「バイオマーカー」として認識してこなかった。それは，抗HER2療法や内分泌療法など，「HER2陽性乳癌だから」，「ER陽性乳癌だから」効果が担保されている治療を用いてきたためである。すなわち，前者は少なくともHER2が陽性であれば，抗HER2療法によりベネフィットが期待でき，後者はER陽性であれば効果が期待できた。乳癌治療における「HER2陽性乳癌」，「ER陽性乳癌」，「その他（トリプルネガティブ乳癌）」という3つのサブタイプと治療の紐づけである。

このER，HER2という2つのバイオマーカーを拠り所とした，従来の進行再発乳癌治療におけるサブタイプ別の治療方針決定，すなわち「3つの入口」に対し，*BRCA1/2*変異陽性といった「新たな入口」を加えたのがオラパリブである。

一方で，転移性トリプルネガティブ乳癌に対する化学療法におけるアテゾリズマブの上乗せ効果は，PD-L1の発現に左右されることが示された[9]。すなわち，PD-L1陽性群では無増悪生存期間（progression-free survival：PFS）の延長のみならず，全生存期間（overall survival：OS）の数字上の（統計学的に有意ではない）延長が示された（☞**コラム①「乳癌における免疫チェックポイント阻害薬の可能性」**参照）。また，PI3K阻害薬であるalpelisibにおいては，*PIK3CA*の変異が重要なバイオマーカーとして示された[10]。

Column

① 乳癌における免疫チェックポイント阻害薬の可能性

　肺癌，胃癌，大腸癌をはじめとした固形癌だけではなく，ホジキンリンパ腫にも適応が拡大された免疫チェックポイント阻害薬であるが，乳癌に対する可能性はどうであろうか？

　免疫チェックポイント阻害薬はもともと抗原性の高い，すなわち遺伝子変異に基づく癌特異抗原（ネオアンチゲン）が豊富な癌腫で効果が高いことが知られている。さらに，免疫担当細胞が腫瘍の微小環境に豊富に存在することも，有効性を担保する重要な因子である。無論，バイオマーカーであるPD-1もしくはPD-L1の発現状況も欠かすことのできない重要な因子である。

　乳癌は全体として抗原性が高くなく，他癌腫と比較して免疫チェックポイント阻害薬による劇的な改善は望めない。しかし，バイオロジーからPD-L1陽性のトリプルネガティブ（の過半数）およびER＋HER2－（の一部）において，免疫チェックポイント阻害薬の可能性が考えられる。

　乳癌において，抗PD-1抗体であるペムブロリズマブ（キイトルーダ®），および抗PD-L1抗体であるアテゾリズマブ（テセントリク®）の2つが，それぞれ早期/進行乳癌において第3相試験まで進んでおり，また，抗PD-L1抗体であるデュルバルマブ（イミフィンジ®）は，*BRCA*変異陽性の進行再発乳癌に対するオラパリブとの併用療法による第2相試験で有用性が示された[1]。

　この中で最も臨床に近いものはアテゾリズマブであり，PD-L1陽性例においては，nab-パクリタキセルとの併用において，PFSの有意な延長のみならず，OSに対する強い延長傾向が認められた[2]。この結果をもって，アテゾリズマブは当局へ製造販売承認を申請中である。

　免疫チェックポイント阻害薬は多彩な免疫関連有害事象（irAE）を引き起こすことが知られているため，自己免疫疾患を合併している患者には禁忌である。主なirAEは甲状腺機能異常（低下または亢進），間質性肺疾患であるが，休薬・減量・免疫抑制（副腎皮質ステロイド薬）などにより致命的となることは稀である。

文　献

1) Domchek SM, et al：An open-label, phase Ⅱ basket study of olaparib and durvalumab (MEDIOLA)：Updated results in patients with germline *BRCA*-mutated(g*BRCA*m) metastatic breast cancer(MBC). San Antonio Breast Cancer Symposium. 2018；Abstract PD5-04.
2) Schmid P, et al：Atezolizumab and Nab-Paclitaxel in Advanced Triple-Negative Breast Cancer. N Engl J Med. 2018；379(22)：2108-21.

このような新規バイオマーカー（HER2やERもバイオマーカーではあるが）の発見、すなわち「新しい入口」が、今後の進行再発乳癌治療をどう変えていくのか、いまだ不明点が多く存在する。たとえば、ベネフィットと毒性（harm）とのバランスの問題である。たとえば、PI3K阻害薬であるtaselisibはbenefit/harmのバランスを欠くことが第3相試験で明らかとなり[11]、FDAの申請が見送られている。

このような、HER2もしくはER以外のバイオマーカーによる進行再発乳癌治療の「入口」の変化は、まさに「変化」の途上であると言えよう。

時代の変遷と予後の変化

このような新規バイオマーカーの発見と新規薬剤の開発も相まって、現在でも乳癌は他癌腫に比し、薬剤感受性が高く、予後良好な癌腫であると広く認識されている。これは、早期乳癌、進行再発乳癌のいずれにも当てはまる。

当科のhouse dataによれば、2012年、すなわち、エリブリン（ハラヴェン®）、ベバシズマブ（アバスチン®）、ペルツズマブ（パージェタ®）、トラスツズマブ エムタンシン（カドサイラ®）、そしてフルベストラント（フェソロデックス®）など、新規作用機序の薬剤が続々と登場した時期を境として、進行乳癌（advanced breast cancer：ABC）患者の予後が変化していることが読み取れる（図1）。

2012年以前にABCに対する治療を開始された患者群（n＝440）では、ER＋HER2−（n＝272）が生存期間中央値（median survival time：MST）において最も予後良好なグループで、ER−HER2＋（n＝49）およびER＋HER2＋（n＝65）がそれに続いていた。MSTはそれぞれ1,627.0日、1,342.0日、1,286.0日、ER−HER2−（n＝54）では767.5日で、log-rank検定にてp値は＜0.001であった。

2012年以降にABCに対する治療を開始された患者群（n＝239）では、MSTにおいてER−HER2＋（n＝29）が2,637.0日と、2012年以前の約2倍の予後となっている。イベント発生率は24.1％と低値ではあるが、log-rank検定においてp＜0.01と統計学的には有意差を示している。これは抗HER2療法の選択肢が増えたことによるものと考えられる。その他、

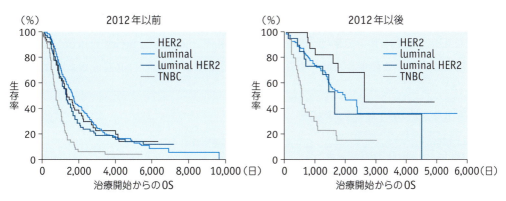

図1 ● 静岡がんセンター女性内科における治療開始年別ABCの全生存期間

ER＋HER2－（n＝151）においては1,627.0→1,989.0日，ER＋HER2＋（n＝21）においては1286.0→1636.0日と，それぞれ1年前後のMST延長がみられているが，log-rank検定において統計学的有意差は認められなかった。あくまで傾向としてとらえるべきであろう。また，ER－HER2－（n＝38）においては767.5→580.0日と約半年間の短縮となっているが，やはりlog-rank検定においてはp値＝0.98と有意差は認められなかった。ただし，周術期化学療法にアンスラサイクリン系薬剤およびタキサン系薬剤が使用される頻度が高まり，その結果，再発時の薬剤耐性が高まっている（もしくは生物学的に薬剤耐性が高まっていなくても，臨床医が選択肢としない）可能性があり，ER－HER2－ABCの予後が改善されにくい，という傾向をみている可能性がある。

いつまで積極的治療を続けるか

例外的な少数例，たとえば腋窩リンパ節再発→郭清→delayed adjuvantなどのケースを除き，ABCが根治不能な疾患である以上，積極的治療から緩和治療（best supportive care：BSC）へ切り替えることが必要となる。

当科では，一通りのレジメンを適用し，その後もPSが良好（PS＜2）であれば，その病態に合わせて化学療法のre-challengeや緩和的内分泌療法を行っている（詳細な流れは各サブタイプ別の治療方針を参照）。BSCへの移行に関しては患者と直接話し合うことで理解を得ることとしており，患者もしくは医療者（むしろこちらが問題である）の「精神的安堵」を目的とした「消極的治療」は行っていない。

薬剤の選択肢が増えた結果，積極的治療の終了から死亡までの期間，すなわちBSCの期間は短縮の傾向にあり，2010年頃は中央値として90日前後であったが，現在は60日前後となっている[7]。比較するデータが存在しないため，この期間が適切であるのか判断は難しいが，参考として頂きたい。当科でBSCへの移行を判断する事象に関しては，表1を参考にされたい。

最後に，「進行乳癌」と「再発乳癌」は同一の病態か？

現在，手術不能乳癌（inoperable breast cancer）と再発乳癌（recurrent breast cancer）を併せ，進行乳癌（advanced breast cancer：ABC）という呼称が推奨されている[6]ため，本書でもABCの呼称を用いてきた。その他，転移性乳癌（metastatic breast cancer：MBC）という呼称があり，この場合，いわゆる病期分類（乳癌取扱い規約，UICC分類またはAJCC

表1 ● 化学療法の終了を考慮する状況

以下の項目に1つでも該当する場合，化学療法の終了を考慮する
・ECOG PSが恒常的に2以上である
・恒常的な酸素療法を必要とする
・総ビリルビンが3.0mg/dL以上である（閉塞性黄疸を除く）
・放射線治療で制御不能な中枢神経転移が存在する

分類)における病期Ⅲcが含まれるかどうかは，そのときの文脈から判断することとなる。

用語の定義はさておき，いわゆる①*de novo* MBCまたは*de novo* Stage Ⅳ（古い意味でのABC）と，②再発乳癌を同一の病態としてとらえることに問題はないか，を考察したい。

治験を含む臨床試験において，これら2群が大きく区別されることはない。また，明確な説明も存在しない。おそらく，2群とも「薬物療法がその中心である」といった，背景（background）よりも方法（method）を重視していることが理由なのであろう。しかし，以下の理由により，（少なくとも実臨床では）これら2群は明確に区別されなければならない。

まず，①は純粋に治療行為に対してナイーブ（naive）である，ということが重要である。すなわち，獲得性の薬剤耐性は理論上存在しない。その一方で，①においては乳癌の発生から受診までの期間が長く，腫瘍量が多く，また，様々な症状を伴っていることが多い（症状に我慢しきれなくなってついに受診した，というパターンである）反面，②においては獲得性の薬剤耐性を示す懸念はあるが，乳癌術後の定期的なサーベイを受けていることが多く，症状を伴わない場合も多い。したがって比較的腫瘍量が少ない状況で診断される場合が多い。ER＋HER2－ABCに対する当科の後方視的な解析では，初期の全身薬物療法として化学療法が選択されたケースが①において有意に多かった[12]ことは，大きな腫瘍負荷が症状を引き起こしていることから，速やかな腫瘍負荷と症状のコントロールが必要とされていたことを示唆している。

このように，薬物療法が治療の中心となる乳癌において，サブタイプやバイオマーカーだけでなく，その背景も重要であることを銘記されたい。

2 サブタイプ別進行再発乳癌の治療戦略

ER陽性HER2陰性進行再発乳癌（ER＋HER2－ABC）の治療戦略

● 特　徴

- 進行再発乳癌の過半数を占める
- 進行例と再発例の比は，おおむね1：3である
- 進行例においては広範な骨転移や内臓転移など，腫瘍負荷が大きいことがある
- 周術期化学療法／術後内分泌療法への曝露を受けている患者が増えており，再発例における薬剤耐性が問題となる
- CDK4/6阻害薬の導入により，第一次／第二次薬物療法の奏効期間が延長されたが，全生存期間の延長は証明されていない
- 異時性乳癌，男性乳癌，乳癌・卵巣癌・膵癌・前立腺癌などの家族歴が濃厚な場合，*BRCA*変異の検索が必要である
- 当科において，2012年以降に治療を開始されたER＋HER2－ABC患者のMSTは約

5.5年である
- 当科において転移巣の生検が行われた割合は全体の47.8％（207/433）で，ERの陰転化率は13.0％（27/207）であった

● 概　説

　進行再発乳癌の2/3以上を占め，従来の内分泌療法と化学療法に加え，CDK4/6阻害薬という強力な治療の選択肢が加わった。CDK4/6阻害薬がどのように臨床へベネフィットをもたらすのかを解説する前に，CDK4/6阻害薬が登場する以前のER＋HER2－ABCに関し，house dataを紹介し，CDK4/6阻害薬の適応を検討する上での参考としたい。

　2002年10月〜16年12月までに化学療法が施行されたER＋HER2－ABC患者において，クラシカルな内分泌療法（endocrine therapy：ET，一部mTOR阻害薬を使用した患者を含む）→化学療法の経過をたどった患者178例の，ABC診断からのMSTは1,593.0日（53.1カ月）であった。一方で，腫瘍負荷が大きく，第一次全身治療として化学療法が選択され，内分泌療法を経験しえなかった患者群（59名）におけるMSTは867.0日（28.9カ月）とトリプルネガティブ乳癌に近い値であったが，化学療法の導入後に内分泌療法へ移行しえた患者群（74名）におけるMSTは1,423.0日（47.4カ月）であった（図2）[12]。化学療法が先行された133名においては，ABC診断時に肝転移，多臓器（＞2臓器）転移および*de novo* Stage Ⅳが有意に多かった（表2）[12]（☞コラム②「内臓転移と肝転移〜リスク因子としての重みづけを考える〜」参照）。

　このように，CDK4/6阻害薬が登場する以前のER＋HER2－ABCは，治療の入口として「内分泌療法」もしくは「化学療法」の2つしか存在しなかった。2017年に保険適応となっ

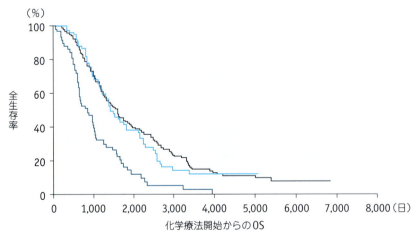

＊：*p*＜0.0001, log-rank

図2 ● ER＋HER2－ABCにおける化学療法開始からのOS　　　（文献12より引用）

表2 ● ER＋HER2－ABCにおける化学療法開始のステータス

コホート		内分泌療法先行群	化学療法先行群	p値（χ^2検定）
ステータス（サブセット）		ABC診断時（A）	化学療法開始時（C）	（A）／（C）
全体	患者（n）	178	133	
	年齢中央値（範囲）	55（29-77）	53（26-78）	
転移部位／ 状態 ［n（％）］	肺	46（33.3）	45（33.8）	有意差なし
	肝臓	30（16.9）	43（32.3）	＜0.05
	骨	109（61.2）	72（54.1）	有意差なし
	軟部組織	110（61.8）	98（73.7）	＜0.05
	中枢神経系	6（3.4）	6（4.5）	有意差なし
	3臓器以上の転移	24（13.5）	30（22.6）	＜0.05
	進行乳癌	40（22.5）	47（26.4）	＜0.05
再発乳癌のみ	患者（n）	139	86	
	年齢中央値（範囲）	55（29-77）	53（26-77）	
ステータス ［n（％）］	早期乳癌化学療法	52（37.4）	36（41.9）	有意差なし
	無再発期間24ヵ月未満	23（16.5）	20（23.3）	有意差なし

（文献12より引用）

Column

② 内臓転移と肝転移～リスク因子としての重みづけを考える～

ABCに対する一般的な臨床試験（治験も含む）において，無作為化の層別化因子（割り付け因子）もしくは結果のサブ解析で「内臓転移のあり・なし」が取り上げられることがある。この場合の「内臓転移」が主に肺転移または肝転移を指すことは明らかであるが，この2つを同列に語ってよいのであろうか？

少々古いデータではあるが，フランスの後方視的コホート解析[1]では，肝転移で再発した患者のMSTは13.0カ月であったが，肺転移の場合は26.0カ月であった。

このように，肝転移の存在はABC患者における死亡リスクを約2倍，もしくはそれ以上にする，という印象がある。当科の後方視的解析[2]においても，ER＋HER2－ABCにおいて，再発時に肝転移を認めた84例におけるMSTが837.0日（95％CI 685.0-1,066.0）であったのに対し，肝転移を認めなかった283例におけるMSTは1,622.0日（同1,461.0-1,751.0）と，生存期間の有意な短縮を認めた（$p＜0.001$，log-rank検定）。さらに，プラクティスにおいて肺転移は肝転移に比し，腫瘍量減少を兼ねた切除生検も施行しやすく，これが予後に寄与する可能性もある。

臨床試験の結果を紐解く際，必ずしも内臓転移≠肝転移ではないことを明記すべきであり，プラクティスにおいては高リスクグループであることを意識すべきである。

文 献

1) Largillier R, et al：Prognostic factors in 1,038 women with metastatic breast cancer. Ann Oncol. 2008；19(12)：2012-9.
2) Watanabe J, et al：Clinical pattern of primary systemic therapy and outcomes of estrogen receptor-positive, HER2-negative metastatic breast cancer：a review of a single institution. Breast Cancer Res Treat. 2017；166(3)：911-7.

たCDK4/6阻害薬により、「内分泌療法＋CDK4/6阻害薬」という新しい入口が開かれた。では、この新しい入口により、どのようなベネフィットがもたらされるのであろうか？

新たな入口としてのCDK4/6阻害薬の適応を考えるにあたり、治験の結果を参考にしてみたい。表3はABCに対して内分泌療法を未施行の患者を対象としたアベマシクリブの第3相臨床試験であるMONARCH 3試験における患者背景と、当科における後方視的解析[12]を比較したものである。ご覧のようにMONARCH 3の被験者の背景は、内臓転移、多臓器転移などを有する割合が高く、高リスクであることがわかる。このような高リスク集団を対象としながらも、疾患進行リスクを約半減（ハザード比において0.54）[2]させたことは非常に強いインパクトを与えた。すなわち、CDK4/6阻害薬の登場前に第一次薬物療法として化学療法が選択された患者群のうちの相当数（直感的には約半数）が、第一次薬物療法として化学療法から内分泌療法＋CDK4/6阻害薬へシフトする可能性がある。当科における第一次薬物療法としての内分泌療法＋CDK4/6阻害薬の適応に関しては次項で述べる。

現時点で第一次薬物療法としてAI薬が使用されている患者は、第二次薬物療法としてCDK4/6阻害薬＋フルベストラントの良い適応である。PALOMA-3試験[13]において、第二次薬物療法としてパルボシクリブ＋フルベストラントは疾患進行リスクを半減し、OSにおいても強い延長傾向を示した。アベマシクリブもフルベストラントとの組み合わせであるMONARCH 3試験[14]において疾患進行リスクを半減しており、パルボシクリブ同様、AI耐性例における良い選択肢と言える。

CDK4/6阻害薬のlate-lineにおけるエビデンスは乏しく、また、作用機序からもCDK4/6

表3 ● MONARCH 3と静岡がんセンターhouse dataの比較

試験		MONARCH 3[2]		Shizuoka CC[12]	
コホート		abema+AI	PBO+AI	内分泌療法先行群	化学療法先行群
ステータス（サブセット）		治験登録時		ABC診断時	
全体	患者(n)	328	165	178	133
	年齢中央値（範囲）	63 (38-87)	63 (32-88)	55 (29-77)	53 (26-78)
転移部位/状態 [n(%)]	肺	—	—	46 (25.8)	45 (33.8)
	肝臓	78 (15.8)		30 (16.9)	43 (32.3)
	内臓転移	172 (52.4)	89 (53.9)	—	—
	骨	70* (21.3)	39* (23.6)	109 (61.2)	72 (54.1)
	軟部組織	—	—	110 (61.8)	98 (73.7)
	中枢神経系	—	—	6 (3.4)	6 (4.5)
	3臓器以上の転移	154 (47.0)	75 (45.5)	24 (13.5)	30 (22.6)
	進行乳癌	135 (41.2)	61 (37.0)	40 (22.5)	47 (26.4)
再発乳癌のみ	患者(n)	193	104	139	86
	年齢中央値（範囲）	—	—	55 (29-77)	53 (26-77)
ステータス [n(%)]	早期乳癌化学療法	125 (64.8)	66 (63.5)	52 (37.4)	36 (41.9)
	無再発期間24ヵ月未満	42/150† (28.0)	32/80† (40.0)	23 (16.5)	20 (23.3)

＊：骨転移のみ、†：36カ月未満

阻害薬の上乗せ効果は乏しいと考えられるため，内分泌療法抵抗性がestablishされた例に対し，当科では積極的に使用していない．このような例では化学療法やmTOR阻害薬を試みるべきであろう．

● 実　際（図3）

ER＋HER2－ABCは，「内分泌療法」，「内分泌療法＋CDK4/6阻害薬またはmTOR阻害薬」，「化学療法」および，*BRCA*変異例においては「オラパリブ」といった多彩な選択肢があり，治療戦略も複雑化する．また，周術期化学療法の浸透，術後内分泌療法の長期化など，治療抵抗性に関わる変化が起きているサブグループである．したがって，治療戦略も複雑化している．

ER＋HER2－ABCの治療戦略を考える上で重要なこと，もしくは臨床的に悩ましいことは，①入口，すなわち第一次治療をどう選択するか，と②化学療法への移行のタイミング，そして③維持的内分泌療法または同一薬剤の再投与（re-challenge）の適応，である．

■ 第一次治療の選択～CDK4/6阻害薬の適応について～

まず，①の「第一次治療の選択」であるが，前述のように，CDK4/6阻害薬の登場以前は，肝転移，多臓器転移，*de novo* Stage Ⅳなどが第一次薬物療法として化学療法が選択される動機となっていた[12]．ところが，CDK4/6阻害薬の治験における患者背景から，第一次薬物療法として化学療法を選択すべき患者の割合は減少していくものと考えられる．すなわち，それなりの腫瘍負荷（たとえば多発肝転移や多臓器転移）があっても，内分泌療法の感受性が担保されており，症状（もしくは検査値の大きな異常）がなければ，第一次薬物療法として化学療法ではなく，CDK4/6阻害薬＋AI薬という選択が可能である．ちなみに，AI薬による術後内分泌療法中に再発した場合，術後内分泌療法の開始から1年以上を経ていれば，内分泌療法感受性が「あり」と判断されるため，腫瘍負荷による症状を認めない場合は必ずしも化学療法の適応とはならず，CDK4/6阻害薬＋フルベストラントを考慮する．

CDK4/6阻害薬の登場により，第一次薬物療法として内分泌療法単独，具体的にはAI薬単独，という選択の機会は明らかに減少した．第一次薬物療法としてのフルベストラント単独／AI薬単独療法は，内分泌療法の感受性が高く，腫瘍量が少ない，たとえば術後5～10年以上を経てからの骨・軟部組織転移や，肺のoligometastasis（1～3個の転移巣）などがフルベストラント単独／AI薬単独療法の良い対象と考えられる．FALCON試験[15]のサブ解析では「内臓転移」の有無により解析が行われているが，肝転移による疾患進行または死亡リスクへの影響[12, 16]を差し引くと，フルベストラントは「肝転移または多臓器転移を伴わない，ER＋HER2－ABCにおける第一次内分泌療法の有力な選択肢」であると筆者は考える．また，AI薬への曝露による*ERS1*変異の出現が予後不良因子であることもよく知られており[17]，それを回避する意味でもフルベストラント単独療法を先行させる意義はあると思われる．フルベストラント単独療法を選択した場合，フルベストラントに対し緩やかな抵抗性を示した場合は，相乗効果を期待してCDK4/6阻害薬の上乗せも考慮して

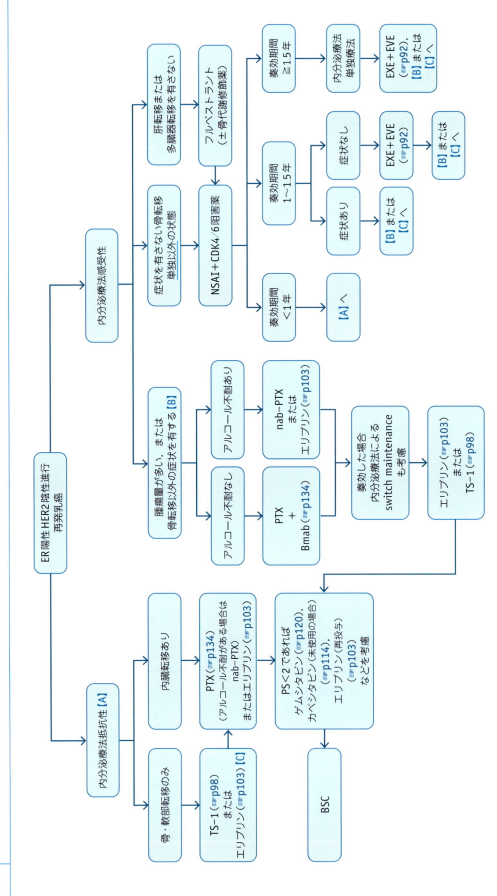

図3 ● ER陽性HER2陰性進行再発乳癌治療アルゴリズム

よいと思われるが，比較的急速な抵抗性を示した場合，たとえば半年程度で病勢進行を認めた場合などは，AI薬＋CDK4/6阻害薬もしくは化学療法を考慮すべきである．その他，内分泌療法±分子標的療法の詳細は紙幅の関係上，ガイドライン[18]を参照されたい．

■ 第一次治療の選択～化学療法を先行すべき病態～

一方で，第一次薬物療法として化学療法が有効であると考えられる病態は，内分泌療法＋CDK4/6阻害薬の効果が期待できない，もしくは効果が不十分と考えられる場合である．前者は「内分泌療法抵抗性が確立されている」場合，たとえば術後内分泌療法中の急速な再発などであり，後者は「内分泌療法への感受性は期待できるが，速やかな腫瘍の制御が必要」な場合，たとえば腫瘍負荷が大きく，症状（または肝機能障害）を有する*de novo* Stage Ⅳなどが該当する．具体的な化学療法レジメンの選択は後ほど述べる．

■ 内分泌療法＋CDK4/6阻害薬から化学療法への移行のタイミング

②の「化学療法への移行のタイミング」である．CDK4/6阻害薬の登場前における内分泌療法から化学療法への移行のタイミングは，主として「肝転移の出現」と「多臓器（3臓器以上）転移の出現」であった[12]．ところが，CDK4/6阻害薬の登場により，内分泌療法＋CDK4/6阻害薬から化学療法への移行のタイミングは計りにくくなると思われる．すなわち，CDK4/6阻害薬の上乗せ効果により，多少の内臓転移または腫瘍負荷を有していても，第一次治療として化学療法を回避できる状態となり，「どの程度まで腫瘍負荷が増加すれば，化学療法へ移行すべきか」という問いに対し，現状ではクリアな解が存在しないからである．

筆者の考えとしては，前項で論じた「症状の出現」，「内分泌療法＋CDK4/6阻害薬抵抗性の確立」といった，第一次治療として内分泌療法＋CDK4/6阻害薬ではなく化学療法を選択すべき状態，と同一の基準でよいと考えるが，もう1つの基準として「新規転移巣の出現」を挙げておきたい．この「新規転移巣」には，溶骨性骨転移とは別の病態であると考え，骨髄浸潤（骨髄癌腫症）も含めるべきである，と考える〔☞コラム③「リスク因子としての骨転移」（p18）参照〕．

「症状の出現」に関しては，肺転移・肺癌性リンパ管症・癌性胸膜炎による呼吸器症状はもちろん，肝転移によるトランスアミナーゼ上昇（おおむね200以上）や，骨髄癌腫症による貧血なども含まれる．

「内分泌療法＋CDK4/6阻害薬抵抗性の確立」に基づいた化学療法への移行に関しては，PALOMA-3の後解析データ[13]が判断の一助となるかもしれない（図4）．この追加解析において，フルベストラント±パルボシクリブの後治療における選択の傾向，および予後が見て取れる．すなわち，後治療として化学療法が選択された集団は，前治療（治験治療）で内分泌療法抵抗性を示していた（パルボシクリブ群，プラセボ群においてPFSの中央値がそれぞれ7.2カ月，3.4カ月）．一方で，後治療として内分泌療法（分子標的治療の併用なし）

が選択された集団においては，パルボシクリブ群，プラセボ群におけるPFS中央値はそれぞれ13.5カ月，6.5カ月であった。

　筆者は，第一次薬物療法としてAI薬＋CDK4/6阻害薬が選択され，そのPFSが1年未満の場合，および，第二次薬物療法としてフルベストラント＋CDK4/6阻害薬が選択され，そのPFSが半年未満の場合，内分泌療法抵抗性が確立されている，と考えている。このような場合，次治療として化学療法が有力な選択肢となる。

Column

③ リスク因子としての骨転移

　ER＋HER2－MBCでよくみられる骨転移は，一般的には予後良好因子とみなされている。確かに，Largillierらの報告[1]によれば，骨転移で再発した患者のMSTは33.0カ月と良好な生存が期待できる。また，当科のデータ[2]によれば，ER＋HER2－ABC患者のうち，遠隔転移巣が骨転移のみで診断された患者のMSTは1,951.0日であり，10年以上の生存を示す，いわゆるチャンピオン症例も10％近く存在する。

　このように，骨転移＝良好な予後，ととらえられがちであるが，内分泌療法耐性をきたした場合，骨転移は予後不良因子となる。当科の後方視的解析によれば，化学療法開始時の転移臓器のうち，肝転移は有意に死亡リスクを上昇させ［ハザード比1.67，95％CI 1.20-2.32，$p＝0.002$（Cox比例ハザードモデル）］，肝転移よりも強力な［肝転移におけるハザード比1.50，$p＝0.02$（Cox比例ハザードモデル）］リスク因子であった。

　ビスホスホネート製剤やデノスマブなどの登場により，骨転移そのもののマネジメントは容易になったが，骨転移のその先，すなわち内分泌療法抵抗性を呈してからのマネジメントが重要である。ちなみに，当科のデータ[2]ではABC診断時に遠隔転移巣が骨転移のみであった48例を追跡（原発巣切除の有無は問わない）したところ，骨転移の次に認められた転移部位では肝転移が最も頻度が高く（45.8％），続いて胸膜（41.7％），肺（12.5％）の順であった。

文　献
1) Largillier R, et al：Prognostic factors in 1,038 women with metastatic breast cancer. Ann Oncol. 2008；19(12)：2012-9.
2) 自施設データ．

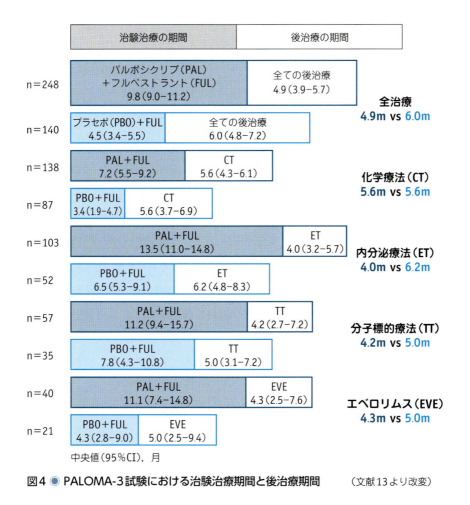

図4 ● PALOMA-3試験における治験治療期間と後治療期間 （文献13より改変）

■ CDK4/6阻害薬後の分子標的治療〜CDK4/6阻害薬またはmTOR阻害薬の可能性〜

　CDK4/6阻害薬による治療後の選択肢として，化学療法以外に「CDK4/6阻害薬のbeyond PDにおける使用」，「CDK4/6阻害薬のローテーション」，および「mTOR阻害薬」が考えられる。ここではそれらについて考察したい。

　CDK4/6阻害薬のbeyond PDにおける使用，たとえば，第一次薬物療法としてレトロゾール＋パルボシクリブが選択された場合，第二次薬物療法としてフルベストラント＋パルボシクリブという選択に問題はないのか？　この疑問に対するエビデンスに基づいた回答は存在しないが，最新の乳癌診療ガイドライン[18]においては，単剤による内分泌療法やエベロリムス療法と同レベルの選択肢として記述されている。ガイドラインに記載はあるが，beyond PDでの使用においては躊躇する必要はない。しかし，「なぜ効かなくなったのか？」という耐性の機序を考察し，ベストな選択であることが確信できれば理想的である。内分泌療法＋CDK4/6阻害薬による第一次薬物療法に対する反応がきわめて良好であった場合（たとえば3年以上），「CDK4/6阻害薬を上乗せするほどではなかった」，逆に，「CDK4/6阻害薬を上乗せしたからこそ」という2つの考え方がある。そのどちらが正しい

のか，現時点では再発巣の再生検によりERやKi-67を治療前後で比較し，CDK4/6阻害薬の上乗せ効果を推測するしかないが，将来的に*ESR1*や*RB1*の変異/欠失などを検索し，より正確に判断できるようになるかもしれない。

　では，CDK4/6阻害薬のローテーション，すなわち，併用する内分泌療法を変更せず，CDK4/6阻害薬を変更する，といった使い方はどうであろうか？　こちらもエビデンスは存在しないが，内分泌療法＋CDK4/6阻害薬という治療が，あくまで内分泌療法が中心である，という筆者の考え方からすれば，beyond PDの場合よりさらに可能性は低いと考える。CDK4/6阻害薬のローテーションで考慮すべきは，効果は認められているにもかかわらず，CDK4/6阻害薬の毒性により治療の継続が困難な場合であろう。たとえば，パルボシクリブの骨髄抑制により治療強度が保てない場合，骨髄抑制の弱いアベマシクリブに変更する，などの場合である（☞コラム④「CDK4/6阻害薬，どちらを選ぶか」参照）。

　mTOR阻害薬であるエベロリムスに関し，PALOMA-3のデータ（図4）[13]を引用すると，フルベストラント＋パルボシクリブ群において後治療に移行した248例のうち，40例（16.1％）でエベロリムス療法が選択され，その治療期間中央値は4.3カ月であった。この治療期間は，第三次内分泌療法におけるエベロリムス＋エキセメスタン療法としては相応の数値であり，この結果からはCDK4/6阻害薬への曝露歴に影響を受けているとは考えられない。さらに，このエベロリムスが選択された患者背景は，パルボシクリブ群，プラセボ群ともそれぞれのPFS中央値（パルボシクリブ群11.1カ月，プラセボ群4.3カ月）から，「後治療として化学療法を選択するほどでもないが，内分泌療法抵抗性がほぼ確立された」

Column

④ CDK4/6阻害薬，どちらを選ぶか

　現在，わが国で使用可能なCDK4/6阻害薬にはパルボシクリブとアベマシクリブの2種類があり，その効果はほぼ同等である。用法は前者が1日1回，3週間連日内服，1週間休薬であるのに対し，後者は1日2回の連日内服である。また，特徴的な副作用，すなわち減量や休薬の原因となりうる副作用は前者が骨髄抑制，後者が下痢と，大きく異なっている。無論，この2剤をhead-to-headで前向きに比較した試験はない。

　理論上，抗腫瘍効果としては連日投与に心惹かれるものがあるが，下痢のセルフコントロールが難しそうな患者では，アドヒアランス低下の懸念があり，避けるべきであろう。逆に，アドヒアランスがもともと低い患者にあっては，休薬期間を守れているか，診察時にしっかり確認する必要がある。

　基本的には，効果に大差がないことから，医療者・患者がそれぞれアドヒアランスを管理しやすいほうをメインに使用し，特定の副作用で継続が困難な場合には他剤へ変更する，ということになるであろう。

状態と判断されている。CDK4/6阻害薬が登場したことにより，mTOR阻害薬はその治療ラインが後退した印象はあるが，内分泌療法±CDK4/6阻害薬の後治療における選択肢のひとつとして重要な位置を占めていると考える。

■ **第一次化学療法の導入と終了**

ER＋HER2－MBCにおける第一次化学療法の選択肢は豊富である。一方で，周術期化学療法に対する曝露歴も増加している。どのような患者背景でどのレジメンを選択するか，筆者は患者背景のうち，「リスク因子」を考慮して治療を選択している。具体的なレジメンの選択は図3（☞p16）に示してある。

第一次化学療法をいつまで続けるかも重要なポイントである。当然であるが，ABCが根治不能な疾患である以上，毒性により継続困難な場合を除き，病勢の増悪（PD）をもって第一次化学療法を終了することがほとんどである。PDには「既存病変の増悪」と「新規転移巣の出現」のパターンがあり，両者が同時に生じることもままある。後者の場合は腫瘍のバイオロジーに大きな変化が生じたと考え，速やかにレジメンを変更すべきであるが，前者の場合，すなわち新規転移巣の出現は抑えられているが，既存病変が十分に制御できていない場合，レジメンの変更を先延ばしすることがある。第二次化学療法の奏効率は第一次化学療法より低いことが一般的であり，後治療に過剰な期待を寄せることは現実的ではないため，あえて「早めのレジメン変更」が重要であると考える。明確な線引きは困難であるが，「治療開始時（ベースライン）から明らかな増悪傾向がみられた」時点で次治療を考慮すべきであろう。

■ **第二次治療以降における化学療法の選択**

第二次治療以降の化学療法レジメンは，言うまでもなく前治療とは異なる作用機序を有するレジメンを選択することとなる。さらに，第一次治療とは異なる毒性プロファイルを有するレジメンを選択することが重要である。ここでバイオロジーの変化に対応したレジメン選択が可能であれば申し分ないが，バイオマーカー検査（多遺伝子パネル検査）がルーチンに行えない状況では非現実的である。

また，第二次治療以降のレジメンは，いずれも奏効率は20～30％程度，奏効期間も半年前後であるため，病勢のコントロールよりもQOLの担保がむしろ重要である。

当科で頻用しているレジメンは，エリブリン単剤療法，TS-1療法およびゲムシタビン療法である。第一次化学療法としてパクリタキセル＋ベバシズマブ療法が選択された場合，ほとんど例外なく，この順番で治療が進められる。

第二次治療以降の選択肢として当科で頻用しているレジメンにエリブリン療法がある。エリブリンは抗癌剤としての作用のみならず，EMTの抑制[19]や微小環境の改善[20]，免疫系への関与[21]など，様々な副次的効果をもたらすことが知られている。エリブリンは新規転移巣抑制効果をもたらすことでも知られており[22]，当科で第二次治療としてエリブリン

療法が行われた ER + HER2 − MBC の 90 例において，大部分（74.4 ％）が既存病変の増悪により治療変更となったが，新規転移巣出現により PD となった割合は 11.1 ％ であった。また，エリブリンによる治療期間は，その後の生存期間と強い相関を示した[23]。これらの知見は，エリブリンの副次的効果が OS に関与する可能性を示している。

■ 維持的内分泌療法（±分子標的療法）の可能性と再投与（re-challenge）の可能性

化学療法を先行させた場合，内分泌療法（±分子標的治療）に対する感受性はどう変化するのか，そして，維持的内分泌療法（±分子標的療法）の可能性はどうなのか，house data を参考に考察してみたい。

当科で第一次薬物療法として化学療法が選択された患者 133 名において，その後（治療ラインは問わず）維持的内分泌療法（一部の患者でエベロリムス＋エキセメスタン療法を施行）を施行しえた患者 74 名の化学療法開始時からの OS 中央値は 1,350.0 日（95 ％ CI 715.0-2,613.0）であり，維持的内分泌療法を施行しえなかった患者 59 名の OS 中央値 637.0 日（95 ％ CI 264.0-1,484.0）より有意に優れていた（$p < 0.0001$，log-rank 検定）。さらに，このような維持的内分泌療法は ABC 診断時からの OS にも寄与し，内分泌療法→化学療法というクラシカルな治療経過をたどった 178 名の患者群と，ほぼ同等の OS を示した（OS 中央値 1,423.0 日 VS 1,593.0 日，p = 有意差なし，log-rank 検定）[12]。これは，化学療法への曝露歴があっても，内分泌療法の感受性が保持されているグループが存在することを示している。あたかも早期乳癌で周術期化学療法と術後内分泌療法の関係をみるがごときである。維持的内分泌療法を考慮するにあたっては，過去の内分泌療法に対する曝露歴や感受性を考慮する必要があるが，再生検によりバイオロジーが確認できれば，より確実である。

ある抗癌剤またはレジメンに対し，治療抵抗性を示した場合，一般的に治療抵抗性を理由に再投与は選択されないことが多い。しかしながら，周術期治療でタキサン系薬剤が使用されていても，再発治療で同じ，または別のタキサン系薬剤が選択されることがある。このような周術期治療と再発治療における再投与に関し，前向きの検証はされていないが，臨床的には許容されている。それでは，再発治療の流れの中で，再投与の可能性はありうるのだろうか？

第三次化学療法以降の選択肢として，当科ではエリブリンやベバシズマブの再投与を積極的に行っている。具体的には，主に第二次化学療法としてエリブリン療法を経験した患者のうち，エリブリンの奏効期間が 4 カ月以上であった患者に対し，第四次化学療法以降の選択肢としてエリブリンの再投与を考慮している。後方視的解析では，再投与におけるエリブリンの奏効期間中央値は 97.0 日（95 ％ CI 82.0-111.8 日）であり，benefit/harm のバランスも臨床的に許容可能と考えている。ちなみに，当院のデータベースによれば，ER + HER2 − ABC の第四次化学療法（レジメンを問わず）の治療成功期間中央値は 100.0 日（95 ％ CI 89.0-123.0，n = 177）である。エリブリン再投与の有無は初回エリブリン投与開始からの OS に影響を及ぼしており，中央値として再投与群は 898.0 日（95 ％ CI 732.8-

1,063.2)であるのに対し，非再投与群では半分以下の421.0日（95％CI 336.3-505.7）と有意な差（$p<0.001$，log-rank検定）を示した[24]。治療成功期間の中央値はほぼ同等であるが，その後のOSが異なることはEMBRACE試験[25]と同様の挙動であり興味深い。最も，腫瘍のバイオロジーや腫瘍負荷による差異はあるだろうが，この生存期間の差はエリブリンの副次的効果を示唆するものと考えている。ベバシズマブの再投与も胸水貯留例などで一時的ではあるが，奏効する場合があり，ケースバイケースで考慮している。

■ ER＋HER2－ABCにおける*BRCA1/2*変異検索の意義と治療方針

　異時性乳癌，男性乳癌，乳癌・卵巣癌・膵癌・前立腺癌などの家族歴が濃厚な場合，*BRCA*変異の検索が必要である。本サブタイプにおける*BRCA*の変異は主に*BRCA2*であり，*BRCA1*の変異を中心とするER－HER2－ABCとは若干病態が異なる。すなわち，比較的発症年齢が高く，また病勢の進行も比較的緩徐である。

　*BRCA*変異が強く疑われる場合，内分泌療法±分子標的療法に抵抗性を示しはじめるタイミングまでにはBRACAnalysis®による*BRCA*変異の検索を行うべきと考える。したがって，オラパリブ（リムパーザ®）を使用するタイミングとしては，「化学療法の導入前」というイメージになる。なお，内分泌療法との併用に関するエビデンスは存在しない。また，卵巣癌と異なり，化学療法後の維持療法としてのエビデンスも存在しない。

■ 最後に，CDK4/6阻害薬の導入によりOSはどうなるか？

　CDK4/6阻害薬の導入により化学療法までの期間，すなわちtime-to-chemotherapy（TCT）が長くなる可能性がある。CDK4/6阻害薬導入前の当科におけるTCTの中央値は655日（21.8カ月）であったが，いずれのCDK4/6阻害薬も第一次治療のみで，既にこのTCTを上回るPFSを示している。第二次治療が控えめに見積もっても半年〜1年間奏効すると考えれば，CDK4/6阻害薬導入後のTCTは40カ月前後になろうかと思われる。確かに，PALOMA-3のOS解析では統計学的有意差は認められなかったが，OS延長に関する非常に強い傾向を認めた[13]。一方で，CDK4/6阻害薬を含む治療から化学療法へ移行した時点で，70％以上の患者が肝転移を有していた。化学療法開始時に肝転移を有している場合，一般的にその後の生存期間は2年前後と考えられるため，40カ月＋24カ月＝5〜6年のOSが予想される。このように，CDK4/6阻害薬によるPFSのアドバンテージは，TCTが伸びることで薄められてしまうのか，今後も検証が必要である。

ER陽性HER2陽性進行再発乳癌（ER＋HER2＋ABC）の治療戦略

● 特　徴
- 本態はHER2受容体の過剰発現を伴うluminal B乳癌である
- 進行例においては，広範な骨転移や内臓転移など，腫瘍負荷が大きいことがある
- 周術期化学療法／術後内分泌療法・抗HER2抗体療法への曝露を受けている患者が増え

ており，再発例における薬剤耐性が問題となる
- 腫瘍負荷が小さい場合は内分泌療法＋抗HER2療法の対象であるが，腫瘍負荷が大きい場合は抗HER2療法＋化学療法の対象となる
- CDK4/6阻害薬の使用に関しては，エビデンスが存在しない
- 当科において，2012年以降に治療を開始されたER＋HER2＋ABC患者のMSTは約4.5年である
- 当科において，転移巣の生検が行われた割合は全体の43.3％（39/90）で，ERの陰転化率は25.6％（10/39），HER2の陰転化率は35.9％（14/39）であった

● 概　説

　ER＋HER2＋ABCはトリプルポジティブ乳癌と呼ばれることもあり，治療の選択肢が豊富である。すなわち，腫瘍負荷が小さい場合は第一次薬物療法として内分泌療法＋抗HER2療法が選択可能であり，また，化学療法＋抗HER2抗体療法後の維持療法としても頻用される。ただし，ER＋HER2＋ABCに対するCDK4/6阻害薬のエビデンスは存在しない。

　ER＋HER2＋ABCもER－HER2＋ABCと同様にペルツズマブ，トラスツズマブ エムタンシン（T-DM1）の登場により予後が改善されつつある。ただし，HER2以外の経路がドライバーとなっている場合，T-DM1の効果は限定される。

　ER＋HER2＋ABCはもともとluminal Bであり，ERやHER2の陰性化などがしばしばみられ，luminal Bらしい不安定性を示すことがある。ER，HER2いずれが腫瘍をドライブしているのか，可能であればバイオロジーを確認しながら治療戦略を修正することが重要である。

　化学療法＋抗HER2療法の流れに関しては，次項のER－HER2＋ABCを参照されたい。

● 実　際

　図5参照。

ER陰性HER2陽性進行再発乳癌（ER－HER2＋ABC）の治療戦略

● 特　徴

- ABC全体の約20％を占め，HER2受容体の過剰発現により腫瘍増殖をきたす
- 進行例においては肝転移など内臓転移を伴うが，骨転移は比較的頻度が低い
- 中枢神経転移の累積合併率は50％以上であり，発生リスクはほぼ一定である
- 周術期に抗HER2抗体療法への曝露を受けている患者が増えており，再発例における薬剤耐性が問題となる
- 当科において，2012年以降に治療を開始されたER－HER2＋ABC患者のMSTは約7.3年である
- 当科において，転移巣の生検が行われた割合は全体の52.0％（39/75）で，HER2の陰転化率は10.3％（4/39）であった

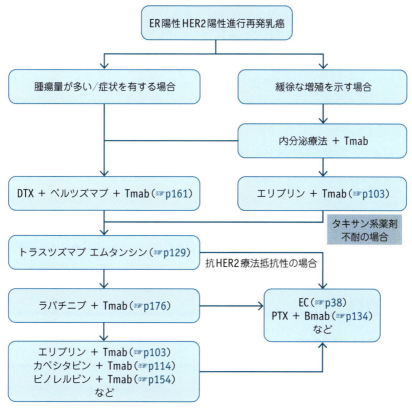

図5 ● ER陽性HER2陽性進行再発乳癌治療アルゴリズム

● 概 説

　ER － HER2＋ABCはペルツズマブ，T-DM1の登場により，明らかに予後が改善されつつある。当科のデータでは，2012年以降に治療を開始されたグループと，それ以前に治療を開始されたグループのMSTに約2倍，3.5年の差がみられている。無論，2012年以降のグループは死亡イベントが少なく（24.1％），解釈には注意が必要であるが，log-rank，Wilcoxon，いずれの検定でもp値は＜0.05であることから，少なくともきわめて強い改善傾向は見て取れる。したがってER － HER2＋ABCに対し，PER/KADを使用しないことは相応の理由が必要であると筆者は考える。

　第一次化学療法としてトラスツズマブ＋ペルツズマブ＋ドセタキセル療法（HPD療法）が頻用されている。浮腫や間質性肺炎など，ドセタキセルの毒性を嫌い，ドセタキセルの代替としてパクリタキセル[26]，またはビノレルビン[27]を選択する施設もあるが，当科ではドセタキセルを使用しており，奏効例ではドセタキセルを6〜8回で終了し，その後はドセタキセルの毒性を鑑み，HPのみとしている。ドセタキセルに対するエリブリンの非劣性を検証する前向き臨床試験がJBCRG-M07として進行中であり，結果が待たれる。

　ER － HER2＋ABCは抗HER2療法への反応が良好で，治療の基本は「抗HER2療法の継続」であることは疑いがない。しかしながら，時に抗HER2療法への反応が不良な場合

がある(終末期で多剤耐性となっている場合を除く)。そのような場合,再生検を行うが,予想外にHER2の発現が維持されている場合もしばしばみられる。それでは,HER2陽性でありながら抗HER2療法への反応性が悪い場合,どのように対応すればよいのであろうか? 当科ではアグレッシブに増悪する場合,抗HER2療法は中止し,アンスラサイクリン系薬剤(EC療法),またはパクリタキセル+ベバシズマブ療法を選択している。

ER－HER2＋ABCにおいて中枢神経系(central nervous system:CNS)イベントは病初期から末期まで,時期を問わずに出現リスクがあるが,早期発見と適切な治療により長期の予後が期待できる[28]。当科ではER－HER2＋ABC診断時と,その後は半年ごとに頭部造影MRIによるスクリーニングを実施している。また,T-DM1においてはCNSイベントの抑制効果も示唆されており[29],ER－HER2＋ABCの予後がさらに延長されていく過程でどのようなベネフィットをもたらすか,検討していきたい(☞コラム⑤「中枢神経転移」参照)。

Column

⑤ 中枢神経転移

当科の後方視的解析[1]によれば,ABCにおける脳転移(癌性髄膜炎のみのケースは除く)出現からのMSTはER＋HER2＋ABCで13.3カ月,ER－HER2－ABCで17.7カ月であった。HER2受容体過剰発現を伴うABCにおける予後因子は多変量解析により明らかとなっており,①脳転移以外の病変が安定している(ハザード比0.20,95％CI 0.09-0.47,p値0.0002),②初回治療として定位放射線療法(STI)が選択されている(ハザード比0.18,95％CI 0.061-0.569,p値0.0031)の2つが有意であった。ERの発現状況,脳転移診断時の症状の有無,脳転移の個数およびPSは有意ではなかった。

この結果から,STIを効果的に施行するためには早期発見が重要であると考え,当科では全身状態が安定していても,スクリーニングの造影MRI検査を最低でも1年ごとに施行している。一方で,ER＋HER2－ABC,またはER－HER2－ABCでは,病勢の進行とともに中枢神経転移[2]の発生頻度が増加するため,全身的な予後も期待できず,前向きのスクリーニングは原則として行っていない。すなわち,頭重感・後頸部痛・頑固な嘔気など,中枢神経転移を疑わせる症状が出現してから造影MRIを施行することがほとんどである。ただし,頭蓋骨転移が既知の場合は,頭蓋底転移による脳神経麻痺,または癌性髄膜炎のリスクが上昇するため[2],定期的にフォローすることにしている。

文 献
1) Matsuo S, et al:Brain metastasis in patients with metastatic breast cancer in the real world:a single-institution, retrospective review of 12-year follow-up. Breast Cancer Res Treat. 2017;162(1):169-79.
2) Watanabe J, et al:Leptomeningeal disease in ER＋HER2－ metastatic breast cancer patients:A review of the cases in a single institute over a 14-year period. San Antonio Breast Cancer Symposium. 2017;Abstract P1-17-09.

CLEOPATRA試験[30]の結果，PERの上乗せ効果がOSにも持ち越されていることと，HER2＋ABCの第二次治療以降において推奨されているT-DM1がPERとの相乗的作用を示さなかった[31]ことから，第二次治療以降におけるPERの併用に関する意義は不明である。実際，T-DM1への切り替えにより，PERの併用が途切れてしまった後，当科では原則としてPERを上乗せしていない。第三次治療以降におけるPERの上乗せ効果を検証するJBCRG-M05（PRECIOUS試験）の結果は興味深いところである。

　最後に，新規薬剤の可能性に関し，言及したい。HER2チロシンキナーゼ阻害薬はラパチニブ（タイケルブ®）のみであるが，米国では新規HER2チロシンキナーゼ阻害薬としてネラチニブがHER2＋ABCに対し承認された。しかし，わが国での今後の展開は不明である。特徴的な副作用は下痢で，治験における筆者の経験ではラパチニブより頻度・程度とも高い。新規抗HER2抗体薬剤複合体（antibody-drug conjugate：ADC）として開発中のtrastuzumab deruxtecan（DS-8201a）は，いくつかの第3相試験が進行中である。特徴としては，同じ抗HER2-ADCよりペイロード（リンカーを介して結合している薬剤の分子数）が大きく，HER2過剰発現を伴う腫瘍だけでなく，HER2低発現（免疫染色で1＋または2＋／FISH－）の腫瘍に対しても効果が期待されていることが挙げられる。主な毒性として消化管毒性，脱毛，肺毒性が認められる。

● 実　際

　図6参照。

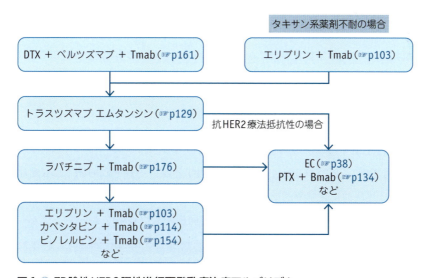

図6 ● ER陰性HER2陽性進行再発乳癌治療アルゴリズム

ER陰性HER2陰性進行再発乳癌（ER－HER2－ABC）の治療戦略

◉ 特　徴
- ABC全体の約20％を占め，いわゆるトリプルネガティブ乳癌と称される
- 約半数が悪性度の高いbasalタイプに属し，一般に予後は不良である
- その他，化生癌や紡錘細胞癌などの特殊形もこのサブタイプに属することが多い
- 周術期に化学療法（アンスラサイクリン系薬剤±タキサン系薬剤）への曝露を受けている患者が増えており，再発例における薬剤耐性が問題となる
- 約10～20％の患者で遺伝性乳癌卵巣癌症候群の可能性があるため，特にbasalタイプが疑われ，若年発症，卵巣癌の既往，乳癌・卵巣癌の家族歴などによるリスク因子のいずれかが存在する場合，*BRCA*変異の検索が欠かせない
- 当科において，2012年以降に治療を開始されたER－HER2－ABC患者のMSTは約1.6年である
- 当科において，転移巣の生検が行われた割合は全体の37.8％（31/82）で，ER：HER2の陽転化率は16.1％（5/31）：0％（0/31）であった

◉ 概　説

　*BRCA*変異を有する場合を除き，現状では抗癌剤による化学療法以外，治療の選択肢はない。近い将来，抗PD-L1抗体であるアテゾリズマブ（テセントリク®）が承認となる見込みである。マイクロサテライト（MSI）不安定性が高い場合，抗PD-1抗体であるペムブロリズマブ（キイトルーダ®）を使用することも可能であるが，乳癌はもともとMSIが高くない[32]ため，遺伝性/家族性乳癌の場合を除き，進んで適応を検討することはないであろう。詳細は前出のコラム①「乳癌における免疫チェックポイント阻害薬の可能性」（☞p8）を参照されたい。

　化学療法として白金錯体化合物（カルボプラチンなど）の有効性[33]が知られているが，わが国では保険適応はなく，また，使用に多少の習熟を要するため，現時点で筆者は推奨しない。

◉ 実　際

　急速な進行を呈するタイプでは，アンスラサイクリン系レジメン（場合によりdose-dense療法も考慮），PTX＋Bmab，などを適用するが，それぞれのPFSは6カ月程度である。その後は逐次的に化学療法を行うが，予後は不良である。緩徐な進行を示すタイプでは，内分泌療法抵抗性のER＋HER2－ABCと同様の治療戦略でよい。

　オラパリブが使用可能な場合は，化学療法前に使用することが望ましい。卵巣癌の場合[34]と異なり，ABCの場合は化学療法後におけるオラパリブの維持療法としてのエビデンスはないが，治療の選択肢が乏しいサブタイプであるので，考慮してもよいと筆者は考える。

　アテゾリズマブ承認後，PD-L1陽性例においては，アテゾリズマブ＋化学療法（おそらくタキサン系薬剤）が第一選択となるであろう。

文　献

1) Finn RS, et al:Palbociclib and Letrozole in Advanced Breast Cancer. N Engl J Med. 2016;375(20):1925-36.
2) Goetz MP, et al:MONARCH 3:Abemaciclib As Initial Therapy for Advanced Breast Cancer. J Clin Oncol. 2017;35(32):3638-46.
3) Toy W, et al:ESR1 ligand-binding domain mutations in hormone-resistant breast cancer. Nat Genet. 2013;45(12):1439-45.
4) Criscitiello C, et al:Biopsy confirmation of metastatic sites in breast cancer patients:clinical impact and future perspectives. Breast Cancer Res. 2014;16(2):205.
5) Christiansen JJ, et al:Reassessing epithelial to mesenchymal transition as a prerequisite for carcinoma invasion and metastasis. Cancer Res. 2006;66(17):8319-26.
6) Cardoso F, et al:4th ESO-ESMO International Consensus Guidelines for Advanced Breast Cancer (ABC 4). Ann Oncol. 2018;29(8):1634-57.
7) 自施設データ．
8) 厚生労働省医薬・生活衛生局医療機器審査管理課 [https://www.mhlw.go.jp/hourei/doc/tsuchi/T181228I0020.pdf]
9) Schmid P, et al:Atezolizumab and Nab-Paclitaxel in Advanced Triple-Negative Breast Cancer. N Engl J Med. 2018;379(22):2108-21.
10) André F, et al:Alpelisib(ALP)＋fulvestrant(FUL) for advanced breast cancer(ABC):Results of the phase Ⅲ SOLAR-1 trial. Ann Oncol. 2018;29(suppl8):Abstract LBA3_PR.
11) Baselga J, et al:Phase Ⅲ study of taselisib(GDC-0032)＋fulvestrant(FULV) v FULV in patients(pts) with estrogen receptor(ER)-positive, *PIK3CA*-mutant(MUT), locally advanced or metastatic breast cancer(MBC):Primary analysis from SANDPIPER. J Clin Oncol. 2018;36(18_suppl):LBA1006.
12) Watanabe J, et al:Clinical pattern of primary systemic therapy and outcomes of estrogen receptor-positive, HER2-negative metastatic breast cancer:a review of a single institution. Breast Cancer Res Treat. 2017;166(3):911-7.
13) Turner NC, et al:Overall Survival with Palbociclib and Fulvestrant in Advanced Breast Cancer. N Engl J Med. 2018;379(20):1926-36.
14) Sledge GW Jr, et al:MONARCH 2:Abemaciclib in Combination With Fulvestrant in Women With HR＋/HER2－ Advanced Breast Cancer Who Had Progressed While Receiving Endocrine Therapy. J Clin Oncol. 2017;35(25):2875-84.
15) Robertson JFR, et al:Fulvestrant 500mg versus anastrozole 1mg for hormone receptor-positive advanced breast cancer(FALCON):an international, randomised, double-blind, phase3 trial. Lancet. 2016;388(10063):2997-3005.
16) Leone BA, et al:Prognostic impact of metastatic pattern in stage Ⅳ breast cancer at initial diagnosis. Breast Cancer Res Treat. 2017;161(3):537-48.
17) Spoerke JM, et al:Heterogeneity and clinical significance of ESR1 mutations in ER-positive metastatic breast cancer patients receiving fulvestrant. Nat Commun. 2016;7:11579.
18) 日本乳癌学会，編：乳癌診療ガイドライン1 治療編 2018年版．金原出版, 2018, p101-5.
19) Yoshida T, et al:Eribulin mesilate suppresses experimental metastasis of breast cancer cells by reversing phenotype from epithelial-mesenchymal transition(EMT) to mesenchymal-epithelial transition(MET) states. Br J Cancer. 2014;110(6):1497-505.
20) Funahashi Y, et al:Eribulin mesylate reduces tumor microenvironment abnormality by vascular remodeling in preclinical human breast cancer models. Cancer Sci. 2014;105(10):1334-42.

21) Goto W, et al：Eribulin Promotes Antitumor Immune Responses in Patients with Locally Advanced or Metastatic Breast Cancer. Anticancer Res. 2018；38(5)：2929-38.
22) Twelves C, et al："New" metastases are associated with a poorer prognosis than growth of pre-existing metastases in patients with metastatic breast cancer treated with chemotherapy. Breast Cancer Res. 2015；17(1)：150.
23) Watanabe J：Eribulin mesylate for HER2-metastatic breast cancer；analyses of pattern of disease progression and outcomes from the real world. Ann Oncol. 2017；28(suppl_10)：106.
24) Watanabe J, et al：Re-challenging eribulin in patients with ER＋HER2− metastatic breast cancer：A single-institution experience. Ann Oncol. 2018；29(suppl_9)：58.
25) Cortes J, et al：Eribulin monotherapy versus treatment of physician's choice in patients with metastatic breast cancer(EMBRACE)：a phase3 open-label randomised study. Lancet. 2011；377(9769)：914-23.
26) Smyth LM, et al：Weekly paclitaxel with trastuzumab and pertuzumab in patients with HER2-overexpressing metastatic breast cancer：overall survival and updated progression-free survival results from a phase Ⅱ study. Breast Cancer Res Treat. 2016；158(1)：91-7.
27) Andersson M, et al：Efficacy and Safety of Pertuzumab and Trastuzumab Administered in a Single Infusion Bag, Followed by Vinorelbine：VELVET Cohort 2 Final Results. Oncologist. 2017；22(10)：1160-8.
28) Matsuo S, et al：Brain metastasis in patients with metastatic breast cancer in the real world：a single-institution, retrospective review of 12-year follow-up. Breast Cancer Res Treat. 2017；162(1)：169-79.
29) Krop IE, et al：Trastuzumab emtansine(T-DM1) versus lapatinib plus capecitabine in patients with HER2-positive metastatic breast cancer and central nervous system metastases：a retrospective, exploratory analysis in EMILIA. Ann Oncol. 2015；26(1)：113-9.
30) Baselga J, et al：Pertuzumab plus trastuzumab plus docetaxel for metastatic breast cancer. N Engl J Med. 2012；366(2)：109-19.
31) Perez EA, et al：Trastuzumab Emtansine With or Without Pertuzumab Versus Trastuzumab Plus Taxane for Human Epidermal Growth Factor Receptor 2-Positive, Advanced Breast Cancer：Primary Results From the Phase Ⅲ MARIANNE Study. J Clin Oncol. 2017；35(2)：141-8.
32) Dudley JC, et al：Microsatellite Instability as a Biomarker for PD-1 Blockade. Clin Cancer Res. 2016；22(4)：813-20.
33) Tutt A, et al：Carboplatin in BRCA1/2-mutated and triple-negative breast cancer BRCAness subgroups：the TNT Trial. Nat Med. 2018；24(5)：628-37.
34) Pujade-Lauraine E, et al：Olaparib tablets as maintenance therapy in patients with platinum-sensitive, relapsed ovarian cancer and a BRCA1/2 mutation(SOLO2/ENGOT-Ov21)：a double-blind, randomised, placebo-controlled, phase3 trial. Lancet Oncol. 2017；18(9)：1274-84.

Column

⑥ 癌薬物療法と間質性肺疾患～主に鑑別について～

■ 間質性肺疾患とは

　間質性肺疾患（interstitial lung disease：ILD）とは，肺の間質（肺胞＝ガスが出入りするスペース以外の部分）に生じる疾患の総称である。ILDにおいて主に障害される細胞はⅠ型肺胞上皮細胞（肺における上皮細胞の大部分を占め，ガス交換に関わる細胞）であり，ILDにおいては程度の差こそあれ，呼吸機能の低下（低酸素血症，呼吸困難など）を伴う。

　非腫瘍性・非感染性のILDとしては，特発性間質性肺炎や膠原病肺などが代表的であり，非腫瘍性・感染性のILDとしては，ニューモシスチス・イロベチイ（旧称：ニューモシスチス・カリニ）肺炎，クラミジア肺炎，サイトメガロウイルス肺炎などが有名である。また，腫瘍性のILDには肺癌性リンパ管症や腫瘍随伴症候群としての皮膚筋炎による肺線維症が挙げられる。

■ 治療関連性ILDとは

　抗癌治療における治療関連性ILDとして古くから知られているものに放射線性肺炎がある。その後，薬物療法の発展とともに薬剤起因性のILDが数多くみられるようになった。非小細胞性肺癌に対するチロシンキナーゼ阻害薬であるゲフィチニブ（イレッサ®）によるILDは，マスコミにより大きく取り上げられた。その後，分子標的療法の発展とともにILDの頻度は高まり，免疫チェックポイント阻害薬の登場により，さらに注目されるものとなった。その他，いわゆる抗癌剤においても，ドセタキセル，ゲムシタビンなどによるILDが古くから知られている。

　また，抗癌治療によるリンパ球数の減少が引き金となるニューモシスチス・イロベチイ肺炎も，広義の治療関連性ILDと呼べるかもしれない。

■ 治療関連性ILD発見のコツ

　まず，分子標的治療薬・免疫チェックポイント阻害薬のみならず，抗癌治療を行う上で，治療関連性ILDの可能性を常に意識することが重要である。これは，高リスク（エベロリムス，ゲムシタビンや免疫チェックポイント阻害薬など，数人に1人の頻度でみられる）の薬剤を使用している場合だけではない。

　乾性咳嗽や労作時呼吸困難を訴える場合は，胸部単純X線撮影だけではなく，胸部単純CT〔高解像度CT（HRCT）が望ましい〕を躊躇なく撮影することが1つのコツである。胸部単純X線撮影も習熟すればILDを発見することが可能である。

　血液検査では血清LDHの上昇をとらえることが経験上，簡便で感度も高いが，エベロリムス療法中や骨髄癌腫症でも上昇するため，特異度は低い。血清KL-6は感度・特異度とも高いとされるが，速報性に欠ける上，往々にしてベースライン値を欠いており，筆者は頻用していない。

　経験上，胸部単純CTで純粋なびまん性すりガラス様陰影を呈することはむしろ少な

く，散在性・区域性のすりガラス様陰影や，すりガラス様陰影に浸潤影や空洞を伴うなど，治療関連性ILDの異常影は多彩である。「治療関連性ILD」と鑑別が必要な病態として，「局所的な肺癌性リンパ管症」「異型肺炎」などが挙げられる。

■ 癌性リンパ管症？ 治療関連性ILD？

癌性リンパ管症または治療関連性ILDの鑑別において，KL-6やSP-Dなどの血清学的マーカーは速報性に欠け，かつ，肺癌性リンパ管症でも変動するため，その診断的価値は低いと筆者は考えている。画像上，前者は気管支壁の肥厚や肺門リンパ節腫大を伴うことが多く，また，腫瘍マーカーの推移を参考に鑑別すべきである。

■ ニューモシスチス・イロベチイ肺炎

患者背景として「免疫抑制状態にあるか？」という点が重要である。副腎皮質ステロイドホルモン薬の長期的（プレドニゾロン換算で20mgを4週間以上）な投与を受けている患者や，リンパ球数減少が著明（＜500～1,000/μL）な患者は高リスクである。このような患者（非HIV患者）がニューモシスチス・イロベチイ肺炎を合併すると進行は急速で，死亡率は30～60％と言われている。特に胸水を伴う場合は予後不良の印象が強い。

ニューモシスチス・イロベチイ肺炎の特徴として，発熱，胸痛，著明なCRPの上昇，肺胞気動脈血酸素分圧較差（$AaDO_2$）の著明な解離に加え，CTでperihilar distribution with peripheral sparing像（肺門側を優位に経気管支的な広がりを見せるが，末梢は正常像を保った状態）または「地図状」「モザイク状」の像を呈することが多い（図1）。発熱やCRPの上昇はステロイド使用下でマスクされるので注意が必要である。HIV患者を対象とした研究ではあるが，HRCTによるニューモシスチス・イロベチイ肺炎の診断における感度は100％，特異度は89％と報告されている[1]。

血清学的には血清β-D-グルカンが感度および特異度とも，それぞれ90％以上，85％以上と高く[2]，有用性が高い。

気管支鏡による検索は理想的であるが，急速に進行する（むしろHIV患者のほうが

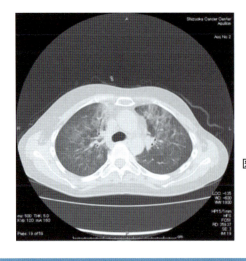

図1 ● 脳転移に対する副腎皮質ステロイドホルモン薬の長期使用に伴い発症したニューモシスチス・イロベチイ肺炎の診断時胸部単純CT像（発症時の末梢血リンパ球数92/μL）

進行は緩徐である)病態から必須とは筆者は考えておらず，鑑別診断が困難な場合に限られると思われる。気管支肺胞洗浄液に対するPCR法の感度は87.2％，特異度は92.2％であり[3]，この結果からも筆者はHRCTと血清β-D-グルカンの組み合わせを推奨する。

ST合剤によるニューモシスチス・イロベチイ肺炎の予防は確立されており，連日投与法(1日1錠連日内服)もしくは間欠投与法(たとえば土・日にそれぞれ4錠/分2で内服)のどちらでも効果は変わらない。

ニューモシスチス・イロベチイ肺炎発症後のマネジメントは成書を参考にされたい。

■ dose-dense化学療法とニューモシスチス・イロベチイ肺炎

周術期治療におけるdose-dense(dd)療法は標準治療となりつつあるが，ニューモシスチス・イロベチイ肺炎へのケアが必要である。

制吐薬としての副腎皮質ステロイドホルモン薬はきわめて有用であるが，その反面，免疫抑制状態を作り出す[4]。特にdd療法においては，1サイクルの期間が短縮されていることから副腎皮質ステロイドホルモン薬，特に長時間作用型のデキサメタゾンがwash-outされる期間がほとんどなく，慢性的なリンパ球数減少をきたしやすい。国内からもdd療法との関連が否定できないニューモシスチス・イロベチイ肺炎の報告[5]があり，当院の乳腺外科でもdd療法によるニューモシスチス・イロベチイ肺炎を数例経験している。リスクに応じてST合剤の予防内服を検討すべきである。

ペグフィルグラスチムによる急性呼吸窮迫症候群(ARDS)，おそらくは好中球の増加によるエラスターゼの上昇に伴う肺障害も報告されており，留意が必要である。

■ 新規薬剤とILD

エベロリムスは高頻度(10％以上)にILDを合併する[6]ことが知られている。また，CDK4/6阻害薬[7, 8]，オラパリブ[9]においても，エベロリムスの頻度には及ばないがILDの報告がある。また，免疫チェックポイント阻害薬[10]においてもILDの報告がある。

経験上，これらの分子標的治療薬によるILDは，比較的柔らかく淡い陰影を区域性または非区域性に呈することが多いが，時に器質化肺炎様に経気管支的に出現する場合もある。肺線維症類似の肺底部を中心とした硬い陰影を呈することは少ない印象がある。

当院におけるエベロリムスとの関連性が否定できないILD症例7例において，発症時期はエベロリムス開始から63～203日後(中央値107日)，発症時のCTCAEグレード(G)はG1(無症状，画像のみ)が5例，G2(有症状，外来管理可能)が1例，G3(入院管理が必要)が1例であった。エベロリムス療法が有効であったG1の3例は減量によりILDは回復し，いずれも8カ月以上にわたって継続が可能であった。G2およびG3を呈した例においては，エベロリムスを中止するとともにプレドニゾロン0.5mg/kgを開始し，速やかにILDは消失した。G1およびG3の自験例を図2および図3に示した。

経験上，分子標的治療薬によるILDはニューモシスチス・イロベチイ肺炎に比べると進行は緩徐な印象があり，また，休薬・減量および副腎皮質ステロイドホルモン薬に

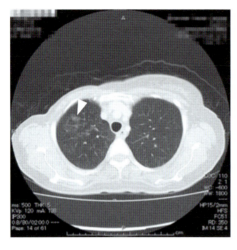

図2 ● エベロリムスによるG1 ILD（白矢頭部）診断時胸部単純CT像

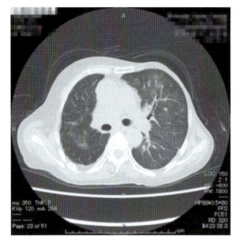

図3 ● エベロリムスによるG3 ILD診断時胸部単純CT像

反応しやすい印象がある（筆者はエベロリムスのほか，ラパチニブ，CDK4/6阻害薬，免疫チェックポイント阻害薬および抗体薬物複合体によるILDの経験を有する）。ILDの改善・消失後は，病勢のコントロール状況など，risk/benefitを考慮し，再開を判断すべきである。詳細および実際は各薬剤の「適正使用ガイドライン」などを参考にされたい。

■ その他の薬剤によるILD

タキサン系薬剤によるILDもよく知られているが，タキサン系薬剤へのアレルギーが先行する場合や，急性肺水腫様の病態を取ることもあり，病態は多彩である。肺水腫様または肺線維症様を呈する重症例では，副腎皮質ステロイドホルモン薬によるパルス療法などが必要である。

ゲムシタビンによるILDは，国内治験における単独療法群523例中6例（1.1％）に発症している[11]。発症時期はいずれもサイクル1～2（21～42日）と治療開始早期が多く，うち2例が死亡しており，注意が必要である。

■ 治療関連性ILDを早期に発見・治療するために

　癌薬物療法を行う上で，ILDは常に留意すべき合併症である。治療開始前に治療関連性ILDのリスク因子（胸部放射線治療の既往，アレルギーの有無，自己免疫疾患の既往，喫煙歴，年齢，末梢血リンパ球数）を評価しておき，治療開始後はわずかな徴候も見逃さないことが重要である。ILDにおいて乾性咳嗽は必発の徴候ではなく，患者によって訴えがあいまいな場合も多い。労作後の呼吸困難感や易疲労感などの訴えを契機に発見されることも多い。末梢血酸素飽和濃度（SpO_2）の測定（特に歩行後）が鋭敏である。また，治験と異なり，実臨床ではCTによる腫瘍評価のタイミングはまちまち（往々にして実臨床では腫瘍評価のインターバルが広くなってしまうことがある）であるので，常にILDを念頭に置いた問診・身体的診察が重要である。そして，発症後は呼吸器専門医・腫瘍内科医と連携し，速やかな鑑別診断，そして適切な介入を行わなければならない。

文 献

1) Gruden JF, et al：High-resolution CT in the evaluation of clinically suspected Pneumocystis carinii pneumonia in AIDS patients with normal, equivocal, or nonspecific radiographic findings. AJR Am J Roentgenol. 1997；169(4)：967-75.
2) Karageorgopoulos DE, et al：Accuracy of β-D-glucan for the diagnosis of Pneumocystis jirovecii pneumonia：a meta-analysis. Clin Microbiol Infect. 2013；19(1)：39-49.
3) Azoulay É, et al：Polymerase chain reaction for diagnosing pneumocystis pneumonia in non-HIV immunocompromised patients with pulmonary infiltrates. Chest. 2009；135(3)：655-61.
4) Waks AG, et al：Pneumocystis jiroveci pneumonia(PCP) in patients receiving neoadjuvant and adjuvant anthracycline-based chemotherapy for breast cancer：incidence and risk factors. Breast Cancer Res Treat. 2015；154(2)：359-67.
5) Morita S, et al：Feasibility of dose-dense epirubicin and cyclophosphamide with subcutaneous pegfilgrastim 3.6mg support：a single-center prospective study in Japan. Int J Clin Oncol. 2018；23(1)：195-200.
6) ノバルティスファーマ株式会社：アフィニトール®添付文書［2018年6月改訂（第13版）］．
7) ファイザー株式会社：イブランス®添付文書［2019年2月改訂（第3版）］．
8) 日本イーライリリー株式会社：ベージニオ®添付文書［2018年11月改訂（第2版）］．
9) アストラゼネカ株式会社：リムパーザ®添付文書［2018年7月改訂（第3版）］．
10) MSD株式会社：キイトルーダ®添付文書［2019年2月改訂（第10版）］．
11) 石井雅巳，他：国内臨床試験におけるゲムシタビン塩酸塩（ジェムザール）の安全性プロファイル．癌と化療．2011；38(13)：2607-16.

（渡邉純一郎）

2

レジメン・有害事象マネジメント

●本文中の 静がん マークは静岡がんセンター独自の取り組みを，注意! マークは特に注意が必要なことを示しています。

Ⅰ 周術期乳癌

EC（FEC）療法

投与スケジュール：EC療法

EPI 90mg/m², 15分	↓		
CPA 600mg/m², 30分	↓		
	1	…	21　（日）

上記3週（21日）を1サイクルとし，4（〜6）サイクル行う。

導入療法：EC療法

day	投与順	投与量	投与方法
1	1	アプレピタント（イメンド®）125mg	内服（抗癌剤投与1〜1.5時間前）
	2	デキサメタゾンリン酸エステルナトリウム（デキサート®）2mL（6.6mg）＋ ラニチジン塩酸塩（ザンタック®）2mL（50mg）＋ パロノセトロン塩酸塩（アロキシ®）点滴静注バッグ 50mL（0.75mg）＋ 生食 100mL	点滴末梢本管（15分）
	3	エピルビシン塩酸塩 [EPI]（エピルビシン塩酸塩）90mg/m² ＋ 蒸留水 20mL ＋ 生食 100mL	点滴末梢本管（15分）
	4	生食 50mL	点滴末梢側管（5分）
	5	シクロホスファミド水和物 [CPA]（エンドキサン®）600mg/m² ＋ 生食 25mL ＋ 5％ブドウ糖液 250mL	点滴末梢本管（30分）
2以降	1	アプレピタント 80mg	内服（投与2, 3日目）
	2	デキサメタゾン（デカドロン®）0.5mg8T2×，ファモチジン（ファモチジン）20mg2T2×	内服（投与2〜4日目）

投与スケジュール：FEC100療法

5-FU 500mg/m²，急速静注5分	↓		
EPI 100mg/m², 15分	↓		
CPA 500mg/m², 30分	↓		
	1	…	21　（日）

上記3週（21日）を1サイクルとし，4（〜6）サイクル行う。

導入療法：FEC100療法

day	投与順	投与量	投与方法
1	1	アプレピタント 125mg	内服（抗癌剤投与1～1.5時間前）
	2	デキサメタゾンリン酸エステルナトリウム 2mL（6.6 mg）＋ ラニチジン塩酸塩 2mL（50mg）＋ パロノセトロン塩酸塩 点滴静注バッグ 50mL（0.75mg）＋ 生食 100mL	点滴末梢本管（15分）
	3	エピルビシン塩酸塩 [EPI] 100mg/m^2 ＋ 蒸留水 20mL ＋ 生食 100mL	点滴末梢本管（15分）
	4	生食 50mL	点滴末梢側管（5分）
	5	シクロホスファミド水和物 [CPA] 500mg/m^2 ＋ 生食 25mL ＋ 5％ブドウ糖液 250mL	点滴末梢本管（30分）
	6	フルオロウラシル [5-FU] (5-FU) 500mg/m^2 ＋ 生食 50mL	点滴末梢本管（5分）
	7	生食 50mL	点滴末梢本管（5分）
2以降	1	アプレピタント 80mg	内服（投与2, 3日目）
	2	デキサメタゾン 0.5mg8T2×，ファモチジン 20mg2T2×	内服（投与2～4日目）

併せて有症状時使用分として以下を処方：
メトクロプラミド（プリンペラン®），ポビドンヨード（ポビドンヨードガーグル），酸化マグネシウム（酸化マグネシウム），デキサメタゾン（デキサルチン®）口腔用軟膏，シプロフロキサシン塩酸塩 [CPFX]（シプロフロキサシン）（7日分），ロキソプロフェンナトリウム水和物（ロキソプロフェンナトリウム）

適応・治療開始基準

- 浸潤性乳癌（60歳以上，基礎疾患などにより dose-dense EC が不可能な症例）。

  - luminal A　　　Stage ⅢA-C
  - luminal B　　　Stage ⅡB-ⅢC
  - triple negative　Stage Ⅰ

- PS 0～1。

- 主要臓器機能が保たれている（以下の基準が目安）。

> - 白血球数 ≥ 3,000/μL 以上，かつ 12,000/μL 以下
> - 好中球数 ≥ 1,500/μL
> - 血小板数 ≥ 10.0 × 10^4/μL
> - ヘモグロビン ≥ 9.0 g/dL
> - 総ビリルビン（T-Bil）≤ 1.5 mg/dL
> - AST，ALT ≤ 100 U/L
> - クレアチニン ≤ 1.5 mg/dL
> - クレアチニンクリアランス（Ccr）> 50 mL/分

慎重投与・禁忌

	慎重投与	禁　忌
年　齢	70歳以上	―
心機能	他のアンスラサイクリン系抗癌剤など心毒性のある薬剤での前治療歴がある場合	心機能障害あるいはその既往がある患者〔駆出分画（ejection fraction：EF）< 55％*〕
腎障害	Ccr ≤ 50 mL/分	―
肝障害	T-Bil ≥ 1.2 mg/dL AST ≥ ULN × 2	T-Bil > 5 mg/dL
感　染	感染疑い例	治療を必要とする活動性感染を有する場合

＊：各種測定法の正常下限値を下回らない

効　果[1]

	FEC100	FEC50
5年無病生存率（DFS）	66.3％	54.8％
5年全生存率（OS）	77.4％	65.3％

切除可能n（+）乳癌に対する術後治療。

EC（FEC）療法

有害事象マニュアル

有害事象の発現率と発現時期[1, 2]

有害事象	発現率 (%) All Grade	発現率 (%) Grade 3/4	発現時期
☐ 倦怠感	94.5	78.8	投与1～7日後
☑ 悪心・嘔吐	92.7	34.7	投与1～7日後
☑ 好中球数減少	55.3	25.2	投与7～14日後
☐ 口腔粘膜炎	27.9	3.8	投与1週間前後
☑ 発熱性好中球減少症	—	3.4	投与7～14日後
☐ 肝機能障害	39	2	—
☐ 脱毛症	ほぼ100	—	投与2～3週間後
☐ 腎機能障害	5	—	—
☑ 心機能障害（急性期）	2.6（0.75＊）	—	投与数週間～
☑ 心機能障害（晩期）	1.5	—	投与終了1年～

☑：「有害事象マネジメントのポイント」（☞p42）参照。
＊：治療中止適応であるGrade 2の障害

減量早見表

減量レベル	5-FU
初回投与量	500mg/m²
−1	450mg/m²
−2	中止

減量レベル	EPI
初回投与量	100, 90mg/m²
−1	90, 80mg/m²
−2	中止

減量レベル	CPA
初回投与量	600, 500mg/m²
−1	500, 450mg/m²
−2	中止

※2サイクル目以降で開始基準を満たしていない場合は，1週間ずつ延期する。3週間延期しても回復しない場合は，投与を中止する。前サイクルで重篤な副作用（Grade 3以上）が認められた場合は，上記基準で減量する。Grade 3以上の心毒性は中止する。

※一般的には，前回投与量より20％減量するが，可能な限り，相対的用量強度（relative dose intensity：RDI）を85％以上に保つよう投与を行う。

有害事象マネジメントのポイント

✓ 悪心・嘔吐[3)]

- FEC療法は高催吐リスク群に分類される。

治療開始前のマネジメント

- 制吐薬は嘔吐してから飲む薬ではなく，予防として早めに使うのがコツであることを患者に十分説明しておく。悪心がない場合でもアプレピタントとデキサメタゾン錠はすべて内服しきるよう指導する。

有害事象発生時のマネジメント

- 遅発性悪心・嘔吐が続く場合はドパミン受容体拮抗薬〔メトクロプラミド（プリンペラン®）5mg，ドンペリドン（ナウゼリン®）10mg〕，フェノチアジン系抗精神病薬〔プロクロルペラジン（ノバミン®）5mg〕などを定時（投与後1週間のみ定時内服など）もしくは頓用で使用する。
- 上記で対応できない場合は，投与5日目までのアプレピタントの内服追加およびデキサメタゾン（4〜8mg／日）の投与延長を考慮する。
- 治療前から悪心があるなどの予期性嘔吐の場合は，ベンゾジアゼピン系抗不安薬〔アルプラゾラム（アルプラゾラム）〕などを治療開始前に内服させるのも有効である。

減量のポイント

- 高度催吐性リスクに準じた制吐薬を使用しても持続するGrade 3以上の悪心・嘔吐が出現した場合は，3剤とも1段階減量を行う。

✓ 好中球数減少・発熱性好中球減少症 (febrile neutropenia：FN)[4, 5)]

治療開始前のマネジメント

- 好中球数減少は有害事象として実際に目に見えないが，いかに注意が必要かを患者に十分説明する。感染予防対策について指導を行い，また，あらかじめCPFX（シプロフロキサシン）もしくはレボフロキサシン水和物（クラビット®）を処方し37.5℃以上の発熱があるときに内服を開始すること，改善が得られない場合は必ず病院へ連絡することも指導する。
- 通常，投与後7〜10日頃から発現し，多くは次サイクル開始までに回復するが，骨髄抑制には個人差があるため，最初の1〜2サイクルは投与1〜2週間後に外来で採血チェックを行う。

有害事象発生時のマネジメント

- 化学療法を計画的かつ安全に行うためには，骨髄抑制とそれに伴う合併症を適切にコントロールすることが非常に重要である。
- 投与1～2週間後の採血時,高頻度でGrade 3～4の白血球/好中球数減少を認めている場合が多い。当科では，通常は，中間の採血を行うことはないが，FN発症時は，NCCNガイドラインに従って，高度の好中球数減少〔好中球絶対数（absolute neutrophil count：ANC）＜100/μL〕，臨床的に確認できる感染，65歳以上などがあれば，適宜顆粒球コロニー刺激因子（granulocyte colony-stimulating factor：G-CSF）を使用する。
- FNを発症した場合は顆粒球コロニー刺激因子（G-CSF）の連日投与（3～6日間）と，全身状態が良好な低リスク群（MASCCスコア21点以上）では経口抗菌薬〔レボフロキサシン水和物（クラビット®）など〕を投与し外来でのfollow upを行い，全身状態が不良な高リスク群（MASCCスコア20点以下，scoring indexには該当しないが経口摂取ができない場合も）は入院の上，点滴抗菌薬〔セフェピム塩酸塩水和物［CFPM］（セフェピム塩酸塩）など〕による加療を行う。

減量のポイント

- Grade 4の白血球/好中球数減少やFNを認めた場合，次サイクルより持続型G-CSF製剤（ジーラスタ®）も併用する。それでも再度繰り返す場合は，上記減量規定に準じて減量を検討する。化学療法の治療強度を維持させることにより予後の改善は得られるが，RDIが85％を下回ると予後改善効果が出にくくなるため，可能な限りRDIを85％前後に保てるように投与量を設定している。

✓ 心機能障害[6]

- 心機能障害は頻度は非常に低いが，発見が遅れると不可逆的なうっ血性心不全に至る重大な合併症である（有症状の心不全に至ると予後不良）。
- エピルビシン塩酸塩［EPI］は900mg/m^2が限界投与量とされており，高齢・トラスツズマブ［Tmab］（ハーセプチン®）併用・心血管系併存症がリスク因子として挙げられる。しかし，累積投与量や発症時期も個人差が大きく，長年にわたる慎重な経過観察を要する。
- 心筋障害による収縮機能障害が主であるが，不整脈もみられる。EFが開始前の15％までの低下であれば休薬により回復する可能性があるが，20％を超えると回復は難しい。

治療開始前のマネジメント

- 事前に心電図で不整脈・虚血性変化の有無，心エコーで壁運動・EF・弁膜症の有無を確認する。
- 心筋障害を起こす薬剤（特にアンスラサイクリン系薬やHER2阻害薬）の投与歴の有無・投与量，放射線照射歴の有無（特に胸部）を確認する。
- 心筋障害のリスクがあることを患者によく説明し，動悸や労作性呼吸困難が出現した場合は速やかに病院に連絡するよう指導する。

有害事象発生時のマネジメント・中止基準

- 4サイクル終了ごとに心エコーを評価する。
- EFが開始前の－15％，あるいはEF50％まで低下がみられたら正常範囲に回復するまで休薬する。再開時の減量基準についてのガイドラインはない。
- EFが開始時の－20％まで低下，またはCTCAE Grade 2以上の心合併症が起きた場合は中止する。

症例　70歳女性，右乳癌（cT2N0M0　Stage ⅡA）

身長153cm，体重48kg，PS 0。
右乳癌（cT2N0M0 Stage ⅡA）DC領域38mm，針生検：硬癌，HG 2，luminal B type（ER 60／PgR 1／HER2－／Ki67 60％）。
　腫瘍量が多いため術前化学療法（neoadjuvant chemotherapy：NAC）を選択。年齢を考慮して初回からEPIは90mg/m^{2}に減量，フルオロウラシル[5-FU]とシクロホスファミド水和物[CPA]は500mg/m^{2}で開始。FEC療法初回投与14日目に37.8℃の発熱と咽頭痛ありCPFX内服開始。投与15日目の受診時白血球数780/μL（好中球数60/μL）でありG-CSF投与。全身状態良好のため抗菌薬内服継続，外来経過観察の方針とし，投与16日目には解熱した。2サイクル目からはEPIを75mg/m^{2}に減量。以降4サイクルまでFNなく経過したが，3サイクル目は好中球数減少のため1週間延期された。4サイクル終了後の評価で腫瘍径26mmに縮小，有効と判断し6サイクルまで行う方針とした。5サイクル開始5日目より37〜38℃の発熱ありCPFX内服開始。7日間の内服完了し症状改善ないものの「自己判断で大丈夫と思った」が，口腔粘膜炎で食事も摂れなくなったことから，投与16日目に連絡あり受診後入院。白血球数650/μL（好中球数220/μL）であり，G-CSFとCFPM4g/日投与開始。食事量は速やかに回復し，投与19日目に解熱し20日目に退院した。6サイクル目は1週間延期し，さらに90％に減量しCPAと5-FUも90％に減量して投与しNACを終了した。腫瘍は25mmまでの縮小であった。
　FNにより投与量の減量と総投与期間の延長が必要であった症例。一般的に基準とさ

れる80％投与でなくても投与継続することは可能で，今回のRDIは0.89であった。G-CSFが使用できない時期の症例であるが，2サイクル目から使用していればさらに高いRDIを維持できた可能性がある。

文献

1) French Adjuvant Study Group：Benefit of a high-dose epirubicin regimen in adjuvant chemotherapy for node-positive breast cancer patients with poor prognostic factors：5-year follow-up results of French Adjuvant Study Group 05 randomized trial. J Clin Oncol. 2001；19(3)：602-11.
2) Iwata H, et al：Docetaxel followed by fluorouracil/epirubicin/cyclophosphamide as neoadjuvant chemotherapy for patients with primary breast cancer. Jpn J Clin Oncol. 2011；41(7)：867-75.
3) 日本癌治療学会：制吐薬適正使用ガイドライン ver. 1.2 [http://www.jsco-cpg.jp/item/29/index.html]
4) Freifeld AG, et al：Clinical practice guideline for the use of antimicrobial agents in neutropenic patients with cancer：2010 update by the Infectious Diseases Society of America. Clin Infect Dis. 2011；52(4)：e56-93.
5) 日本癌治療学会：G-CSF適正使用ガイドライン2013年版 ver. 2 [http://www.jsco-cpg.jp/item/30/index.html]
6) Floyd J, et al：Cardiotoxicity of anthracycline-like chemotherapy agents. [www.uptodate.com] (last updated：Jun 26, 2014)

〔林　友美〕

I 周術期乳癌

EC(FEC) + 3weekly DTX療法

前述のEC(FEC)療法（☞p38）終了後，引き続き，3週ごとにDTX療法を行う。

投与スケジュール

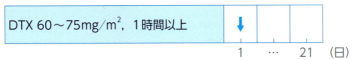

上記3週(21日)を1サイクルとする。4サイクル行う。

投与例

day	投与順	投与量	投与方法
1	1	デキサメタゾンリン酸エステルナトリウム（デキサート®）2mL (6.6 mg) ＋ 生食 50mL	点滴末梢本管 (15分)
	2	ドセタキセル水和物[DTX]（ワンタキソテール®）60～75mg/m^2 ＋ 生食 250mL	点滴末梢本管 (1時間以上)
	3	生食 50mL	点滴末梢本管 (5分)

アルコール不耐がある場合は，タキソテール®を使用する。

適応・治療開始基準

- 浸潤性乳癌（およそ60歳以上，基礎疾患などによりdose-denseパクリタキセル[PTX]が不可能な症例）。

  - luminal A　　Stage ⅡB-Ⅲ
  - luminal B　　Stage Ⅰ-Ⅲ
  - luminal-HER2　　Stage Ⅰ-Ⅲ
  - HER2　　Stage Ⅰ-Ⅲ

- 主要臓器機能が保たれている（以下の基準が目安）。

  - 白血球数 ≧ 3,000/μL 以上，かつ 12,000/μL 以下
  - 好中球数 ≧ 1,500/μL
  - 血小板数 ≧ 10.0×10^4/μL
  - ヘモグロビン ≧ 9.0g/dL
  - 総ビリルビン ≦ 1.5mg/dL
  - AST，ALT ≦ 100U/L
  - クレアチニン ≦ 1.5mg/dL
  - クレアチニンクリアランス（Ccr）＞ 50mL/分

慎重投与・禁忌

	慎重投与	禁　忌
年　齢	70歳以上	―
肺疾患	間質性肺炎	―
腎障害	クレアチニン＞1.5mg/dL	―
肝障害	AST, ALT ≧ 100U/L	黄疸を有する場合
感　染	感染疑い例	治療を必要とする活動性感染を有する場合
その他	ポリソルベート80に対し過敏症の既往歴のある場合	―

効　果 [1〜8]

- FEC100-ドセタキセル水和物[DTX]療法で，年間乳癌死亡率を約55％減少させる。

EC(FEC)+3weekly DTX療法

有害事象マニュアル

有害事象の発現率と発現時期（DTX）

有害事象	発現率（%） All Grade	発現率（%） Grade 3/4	発現時期
✓ 好中球数減少	63	61	投与7〜14日後
✓ 発熱性好中球減少症	—	5	投与7〜14日後
☐ 筋肉痛・関節痛	20〜30	1〜3	投与1〜7日後
☐ 皮膚障害	20	0〜1	投与4〜14日後
☐ 悪心・嘔吐	25〜52	0〜9	投与1〜7日後
✓ アレルギー反応	1〜5	0〜1	1〜2サイクル目，投与時
☐ 間質性肺炎	0〜1	0〜1	2サイクル目開始後以降
☐ 浮腫	5〜50	0〜1	2サイクル目開始後以降
✓ 末梢神経障害	5〜50	0〜1	2サイクル目開始後以降
✓ 涙道障害	1〜5	0〜1	2サイクル目開始後以降

☑：「有害事象マネジメントのポイント」参照。

減量早見表

減量レベル	DTX
初回投与量	60〜75mg/m^2
−1	50〜60mg/m^2
−2	中止

※2サイクル目以降で開始基準を満たしていない場合は，1週間ずつ延期する。3週間延期しても回復しない場合は，投与を中止する。前サイクルで重篤な副作用（Grade 3以上）が認められた場合は，上記基準で減量する。Grade 3以上の心毒性は中止する。

※一般的には，前回投与量より20%減量するが，可能な限り，相対的用量強度（relative dose intensity：RDI）を85%以上に保つよう投与を行う。

有害事象マネジメントのポイント

✓ 好中球数減少・発熱性好中球減少症（febrile neutropenia：FN）

■EC（FEC）療法（☞ p42）参照。

✓ アレルギー反応

治療開始前のマネジメント

- アルコール不耐の有無，薬剤・食餌アレルギーの既往を確認する。アルコール不耐がある場合は，アルコールフリーとする。アレルギーの既往がある場合は，初回投与速度を100mL/時とし，30分間慎重に症状観察し，問題なければ速度を倍量とする。

有害事象発生時のマネジメント

- 顔面紅潮，咽頭違和感，呼吸困難感を認めた場合は，いったん投与を中止し，バイタルサイン，血圧低下，血中酸素飽和度低下の有無を確認する。バイタルサインに問題なければ，15分程度休止した後に，投与速度を1/4程度（25～50mL/時）に落として再開する。30分ほど経過観察の後，問題なければ，元の投与速度に戻す。バイタルサインに変化のないものはアルコールに対する反応の可能性が高く，多くが一過性である。
- 血圧低下，血中酸素飽和度低下を認めた場合は投与を中止し，Grade 2までの副作用であれば速やかに酸素投与，ステロイド薬，抗ヒスタミン薬投与を行い，注意深く経過観察をする。Grade 3以上の場合は，適宜緊急処置（昇圧薬使用，気管内挿管など）を行い，入院管理とする。原則，DTX投与は中止とする。

減量のポイント

- バイタルサインに変化のない過敏症様症状の場合は，2サイクル目以降はアルコールフリーとし，投与速度も初回の半分程度で開始，投与開始後30分程度は注意深く経過観察する。原則減量不要と思われる。

✓ 末梢神経障害

治療開始前のマネジメント

- 年齢，神経疾患（感覚神経障害）の有無を確認する。しびれ感や感覚障害が出る可能性を十分伝え，徴候がある場合は，速やかに連絡するように説明しておく。

有害事象発生時のマネジメント

- 軽度（Grade 1/2）の場合は，十分なエビデンスはないが，ビタミンB_{12}，牛車腎気丸の投与を行う。
- 重度（Grade 3）の場合は，上記薬剤使用とともに，投与量を85％以上維持できる範囲で減量し，オプションとして，フローズングローブの使用も検討する。場合によ

り中止も考慮する。

> **減量のポイント**

- 重度の場合は，投与量を85％以上に維持できる範囲での減量を検討する。さらに増悪傾向の場合は中止する。

✓ 涙道障害

> **治療開始前のマネジメント**

- 稀に流涙症状が起こることがあることを伝え，徴候がある場合は，速やかに連絡するように説明しておく。

> **有害事象発生時のマネジメント**

- 日常生活に支障をきたすような流涙症状が生じた場合は，適宜，眼科にコンサルトし，涙道ブジーなどの適切な処置を行っていく。

症 例　41歳女性，左乳癌（T3N3M0　Stage ⅢC）

身長152cm，体重52kg，PS 0。

左局所進行乳癌（DE領域，68mm），腋窩・胸骨傍リンパ節転移あり，原発巣の針生検で浸潤性乳管癌（充実腺管癌），HG3，NG3，ER0％，PgR0％，HER2 0，Ki67 99％。術前化学療法の方針とし，FEC（100）×4→DTX（70）×4サイクルの予定で治療開始。FEC4サイクル終了の後，引き続きDTX投与を開始した。花粉症以外は目立ったアレルギーの既往はなく，アルコール不耐もなし。60分投与（280mL/時）予定で治療開始後5分経過（約20mL投与）した時点で，咽頭違和感，胸部絞扼感，顔面紅潮が出現し，血圧低下はないものの，SpO_2 94％に低下した。Grade 1のアレルギーと判断し，投与をいったん中止し，d-クロルフェニラミンマレイン酸塩（ポララミン®）＋ヒドロコルチゾンリン酸エステルナトリウム（水溶性ハイドロコートン）100mgを投与。投与終了後，しばらく症状の変化を確認，ほぼ症状が消失したのを確認した後，半分の投与速度で再開。症状，バイタルサインを注意深く観察し，再燃ないことを確認し，30分後に初期投与速度に戻した。その後も症状の出現はなく，終了。2サイクル目以降は前投薬にd-クロルフェニラミンマレイン酸塩を併用し，半分の投与速度で開始し，30分後に症状出現がないことを確認した後，投与速度を上げて治療を行った。4サイクル目まで同様の対応を行い，症状の再燃は認めず，治療は完遂できた。

文献

1) French Adjuvant Study Group：Benefit of a high-dose epirubicin regimen in adjuvant chemotherapy for node-positive breast cancer patients with poor prognostic factors：5-year follow-up results of French Adjuvant Study Group 05 randomized trial. J Clin Oncol. 2001；19(3)：602-11.
2) EBCTCG：Comparisons between different polychemotherapy regimens for early breast cancer：meta-analyses of long-term outcome among 100,000 women in 123 randomised trials. Lancet. 2012；379(9814)：432-44.
3) Henderson IC, et al：Improved outcomes from adding sequential Paclitaxel but not from escalating Doxorubicin dose in an adjuvant chemotherapy regimen for patients with node-positive primary breast cancer. J Clin Oncol. 2003；21(6)：976-83.
4) Mamounas EP, et al：Paclitaxel after doxorubicin plus cyclophosphamide as adjuvant chemotherapy for node-positive breast cancer：results from NSABP B-28. J Clin Oncol. 2005；23(16)：3686-96.
5) De Laurentiis M, et al：Taxane-based combinations as adjuvant chemotherapy of early breast cancer：a meta-analysis of randomized trials. J Clin Oncol. 2008；26(1)：44-53.
6) Martin M, et al：Breast Cancer International Research Group 001 Investigators：Adjuvant docetaxel for node-positive breast cancer. N Engl J Med. 2005；352(22)：2302-13.
7) Roché H, et al：Sequential adjuvant epirubicin-based and docetaxel chemotherapy for node-positive breast cancer patients：the FNCLCC PACS 01 Trial. J Clin Oncol. 2006；24(36)：5664-71.
8) Sparano JA, et al：Weekly paclitaxel in the adjuvant treatment of breast cancer. N Engl J Med. 2008；358(16)：1663-71.

〈西村誠一郎〉

Ⅰ 周術期乳癌

EC（FEC）＋weekly PTX療法

前述のEC（FEC）療法（☞p38）終了後，引き続き，1週ごとにPTX療法を行う。または抗HER2療法と併用で，1週ごとにPTX療法を行う。

投与スケジュール

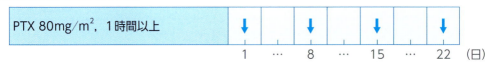

毎週1回，12週連続投与を行う。

投与例

day	投与順	投与量	投与方法
1	1	デキサメタゾンリン酸エステルナトリウム（デキサート®）2mL（6.6mg）＋ d-クロルフェニラミンマレイン酸塩（ポララミン®）1A ＋ ラニチジン塩酸塩（ザンタック®）2mL（50mg）＋ 生食 50mL	点滴末梢本管（15分）
	2	生食 100mL	点滴末梢本管（15分）
	3	パクリタキセル [PTX]（パクリタキセル） 80mg/m² ＋ 生食 250mL	点滴末梢本管（1時間以上）
	4	生食 50mL	点滴末梢本管（5分）

アルコール不耐がある場合は，投与不可。アルコールフリーのDTXを投与する。
※初回投与時，アレルギー反応がなければ6.6→3.3→1.65mgまで段階的に減量可能。

適応・治療開始基準

- 浸潤性乳癌。

  ddCT適応例で，biweeklyパクリタキセル [PTX] の代替使用（副作用軽減目的）。

- 主要臓器機能が保たれている（以下の基準が目安）。

> - 白血球数≧3,000/μL以上，かつ12,000/μL以下
> - 好中球数≧1,500/μL
> - 血小板数≧10.0×10^4/μL
> - ヘモグロビン≧9.0g/dL
> - 総ビリルビン≦1.5mg/dL
> - AST，ALT≦100U/L
> - クレアチニン≦1.5mg/dL
> - クレアチニンクリアランス（Ccr）＞50mL/分

慎重投与・禁忌

	慎重投与	禁　忌
年　齢	70歳以上	―
肺疾患	間質性肺炎	―
腎障害	クレアチニン＞1.5mg/dL	―
肝障害	AST, ALT≧100U/L	黄疸を有する場合
感　染	感染疑い例	治療を必要とする活動性感染を有する場合
その他	―	アルコール不耐例

効　果[1,2)]

- ECOG1199試験において，AC（60/600）-weekly PTX（80） vs AC（60/600）-3weekly PTX（175）の比較検討が行われ，10年DFSで70.7％ vs 65.5％（HR 0.84），10年OSで77.7％ vs 75.3％（HR 0.87）であった。特にトリプルネガティブ乳癌で，10年DFS 69％ vs 58.7％（HR 0.69），10年OSで75.1％ vs 65.6％（HR 0.69）と顕著であった。

EC(FEC)＋weekly PTX療法
有害事象マニュアル

有害事象の発現率と発現時期（PTX）

有害事象	発現率（%） All Grade	発現率（%） Grade 3/4	発現時期
✓ 好中球数減少	2	2	投与7～14日後
✓ 発熱性好中球減少症	0～1	<1	投与7～14日後
✓ 筋肉痛・関節痛	20～30	4～5	投与1～7日後
✓ 皮膚障害	15～20	2～3	投与4～14日後
浮腫	5～10	<1	2サイクル目開始後以降
✓ アレルギー反応	2～3	<1	1～2サイクル目，投与時
間質性肺炎	<1	<1	2サイクル目開始後以降
✓ 末梢神経障害	25～30	7～10	2サイクル目開始後以降
涙道障害	<1	<1	2サイクル目開始後以降

☑：「有害事象マネジメントのポイント」参照．

減量早見表

減量レベル	PTX
初回投与量	80mg/m²
−1	65mg/m²
−2	中止

※2週目以降で，開始基準を満たしていない場合は，1週間ずつ延期する．2週間延期しても回復しない場合は，上記基準で減量する．また，前サイクルで重篤な副作用（Grade 3以上）が認められた場合も，減量する．

※一般的には，前回投与量より20％減量するが，可能な限り，相対的用量強度（relative dose intensity：RDI）を85％以上に保つよう投与を行う．

※わが国での乳癌の承認用法・容量では100mg/m²を6週連続投与し，2週間休薬する．

有害事象マネジメントのポイント

✓ 好中球数減少・発熱性好中球減少症（febrile neutropenia：FN）

- EC(FEC)療法（☞p42）参照．

✓ 筋肉痛・関節痛

治療開始前のマネジメント

- 事前に軽度の筋肉痛・関節痛が出現することを伝え，症状発生時には適宜，NSAIDsを使用するよう指導しておく。

有害事象発生時のマネジメント

- 筋肉痛・関節痛は軽度の場合が多く，減量，中止に至るケースはほとんどない。

✓ 皮膚障害

- 症状の程度には個人差があるが，手や足，また顔面などに部分的に現れる場合と全身に現れる場合がある。皮膚が赤くなって，ぶつぶつと発疹が出て痒みを伴う場合や，しもやけやあかぎれのようになって落屑する場合もある。

治療開始前のマネジメント

注意！

- 皮膚症状予防のため清潔，保湿を心がけるように説明する。保湿剤は市販のハンドクリームなどでよいが，希望があればヘパリン類似物質（ヒルドイド®）や尿素製剤を処方する。また可能であれば手袋や靴下の装着を勧める。

有害事象発生時のマネジメント

- 保湿剤にジフルプレドナート（マイザー®）などのstrong以上のステロイド薬の外用を追加する。また尿素製剤は傷があるとしみるため使用しないようにする。痒みがある場合には抗ヒスタミン薬〔フェキソフェナジン塩酸塩（アレグラ®），ロラタジン（クラリチン®），レボセチリジン塩酸塩（ザイザル®）など〕の内服を追加する。
- 上記でも症状が改善しない場合には，皮膚科へマネジメントを依頼することもある。

✓ アレルギー反応

治療開始前のマネジメント

- アルコール不耐の有無，薬剤・食餌アレルギーの既往の確認。アルコール不耐がある場合は，使用不可とする。

有害事象発生時のマネジメント

注意！
- 顔面紅潮，咽頭違和感，呼吸困難感を認めた場合は，いったん投与を中止し，バイタルサイン，血圧低下，血中酸素飽和度低下の有無を確認する。バイタルサインに問題なければ，15分程度休止した後に，投与速度を1/4程度に落として再開する。30分ほど経過観察の後，問題なければ，元の投与速度に戻す。
- 血圧低下，血中酸素飽和度低下を認めた場合は投与を中止し，Grade 2までの副作用であれば速やかに酸素投与，ステロイド薬，抗ヒスタミン薬投与を行い，注意深く経過観察をする。Grade 3以上の場合は，適宜緊急処置（昇圧薬使用，気管内挿管など）を行い，入院管理とする。原則，PTX投与は中止とする。

減量のポイント

- 明らかなアレルギー反応と判断できる場合は，投与中止とする。

✓ 末梢神経障害

治療開始前のマネジメント

- EC（FEC）+ 3weekly DTX療法（☞p49）参照。

有害事象発生時のマネジメント

- 軽度（Grade 1/2）の場合は，十分なエビデンスはないが，ビタミンB_{12}，牛車腎気丸の投与を行う。
- 重度（Grade 3）の場合は，さらに，プレガバリン（リリカ®）内服も検討する。投与量を85％以上維持できる範囲で減量し，オプションとして，フローズングローブの使用も検討する。場合により中止も検討する。

減量のポイント

- EC（FEC）+ 3weekly DTX療法（☞p50）参照。

> **症例** 55歳女性，左乳癌（T2N0M0　Stage ⅡA）
>
> 身長158cm，体重51kg，PS 0。
> 　急速増大傾向を呈する左乳癌（T2N0M0 stage ⅡA）。C領域，33mm大，1年前の検診では異常を指摘されず，腫瘍を自覚され，他院再診。針生検で，充実型の浸潤性乳管癌，核異型度3，トリプルネガティブ乳癌，ki67 60％。術前化学療法の方針とし，dose-dense EC（90）療法を4サイクル施行。4サイクル終了後の超音波検査で，－25％の縮小効果（SD）。当初，ddPTX（175）を予定していたが，仕事上，しびれ，筋肉痛は最小限にとどめたいとの申し出もあり，weekly PTX（80）を選択。4サイクル後に，一過性の発熱と軽度の好中球数減少を認めたため，1週間休薬の後，10％減量し，その後は休薬なく，合計12サイクル完遂。手足のしびれの訴えなし。画像検査上，cCRとなったため，本人の意向確認，乳房部分切除（Bp）＋センチネルリンパ節（SN）生検を実施。最終病理結果は，pCR（Grade 3），n0，surgical margin（－）であった。術後，温存乳房への放射線治療を行い，経過観察中である。

文献

1) Sparano JA, et al：Weekly paclitaxel in the adjuvant treatment of breast cancer. N Engl J Med. 2008；358(16)：1663-71.
2) Sparano JA, et al：Long-Term Follow-Up of the E1199 Phase Ⅲ Trial Evaluating the Role of Taxane and Schedule in Operable Breast Cancer. J Clin Oncol. 2015；33(21)：2353-60.

（西村誠一郎）

Ⅰ 周術期乳癌

TC療法

投与スケジュール

DTX 75mg/m², 1時間	↓		
CPA 600mg/m², 30分	↓		
	1	…	21 （日）

上記3週(21日)を1サイクルとし，4サイクル繰り返す。

投与例

day	投与順	投与量	投与方法
1	1	デキサメタゾンリン酸エステルナトリウム（デキサート®）2mL（6.6mg）＋ グラニセトロン塩酸塩（グラニセトロン）点滴静注バッグ 50 mL（1mg）	点滴末梢本管（15分）
	2	ドセタキセル水和物[DTX]（ワンタキソテール®*）75mg/m² ＋ 生食 250mL ＊：アルコール不耐例の場合　タキソテール®注 75mg/m² ＋ 5％ブドウ糖液 20 mL（溶解用）＋ 生食 250mL	点滴末梢本管（1時間）
	3	シクロホスファミド水和物[CPA]（エンドキサン®）600mg/m² ＋ 生食 250mL	点滴末梢側管（30分）

適応・治療開始基準[1, 2]

- アンスラサイクリン系薬が投与できない患者では第一選択になりうる。
- 浸潤性乳癌（luminal type，中間リスク）。

  - luminal A　　Stage Ⅱ
  - luminal B　　Stage Ⅰ-ⅡA

- PS 0〜1。
- 主要臓器機能が保たれている（以下の基準が目安）。

  - 白血球数≧3,000/μL以上，かつ12,000/μL以下
  - 好中球数≧1,500/μL
  - 血小板数≧10.0×10^4/μL
  - ヘモグロビン≧9.0g/dL
  - 総ビリルビン≦1.5mg/dL
  - AST，ALT≦100U/L
  - クレアチニン≦1.5mg/dL
  - クレアチニンクリアランス（Ccr）＞50mL/分

※肝機能障害がベースにある場合にはドセタキセル水和物［DTX］の減量を，腎機能障害がある場合にはシクロホスファミド水和物［CPA］の減量を考慮する。

慎重投与・禁忌

	慎重投与	禁忌
年齢	75歳以上	―
アレルギー	薬剤アレルギー既往あり	DTXにアレルギーを有する場合
感染	感染疑い例	治療を必要とする活動性感染を有する場合

効果[1]

	TC×4サイクル	AC×4サイクル	ハザード比（HR）
7年無病生存率（DFS）	81%	75%	0.74（$p=0.033$）
7年全生存率（OS）	87%	82%	0.69（$p=0.032$）

TC×4サイクル vs AC（ドキソルビシン塩酸塩＋CPA）×4サイクル。

TC療法

有害事象マニュアル

有害事象の発現率と発現時期

有害事象	発現率 (%) All Grade	発現率 (%) Grade 3/4	発現時期
✓ 好中球数減少	63	61	投与7〜14日後
✓ 発熱性好中球減少症	—	5	投与7〜14日後
嘔吐	15	0〜2	投与1〜7日後
倦怠感	78	3	投与1〜7日後
悪心	53	0〜3	投与1〜7日後
✓ 皮膚障害	20	0〜1	投与4〜14日後
筋肉痛・関節痛	20〜30	1〜3	投与1〜7日後
味覚異常	5〜50	—	投与数日後
脱毛症	94	—	投与2〜3週間後
浮腫	35	0〜1	投与数週〜数カ月
✓ アレルギー反応	1〜5	0〜1	1〜2サイクル目，投与時
間質性肺炎	0〜1	0〜1	2サイクル目開始後以降

☑:「有害事象マネジメントのポイント」参照。

減量早見表

減量レベル	DTX
初回投与量	75mg/m^2
−1	60mg/m^2
−2	中止

減量レベル	CPA
初回投与量	500mg/m^2
−1	450mg/m^2
−2	中止

※2サイクル目以降で開始基準を満たしていない場合は，1週間ずつ延期する。3週間延期しても回復しない場合は，投与を中止する。前サイクルで重篤な副作用(Grade 3以上)が認められた場合は，上記基準で減量する。

※一般的には，前回投与量より20％減量するが，相対的用量強度(relative dose intensity：RDI)を85％以上に保つよう投与を行う。

有害事象マネジメントのポイント

✓ 好中球数減少・発熱性好中球減少症 (febrile neutropenia：FN)

■EC(FEC)療法(☞p42)参照。

✓ 皮膚障害

■ EC(FEC) + weekly PTX療法(☞p55)参照。

治療開始前のマネジメント

注意!
■ 皮膚症状予防のため清潔,保湿を心がけるように説明する。保湿剤は市販のハンドクリームなどでよいが,希望があればヘパリン類似物質(ヒルドイド®)や尿素製剤を処方する。また可能であれば手袋や靴下の装着を勧める。

静がん
■ DTX投与時のフローズングローブの使用に関しては効果がはっきりしておらず,しもやけ様の皮膚症状では血流低下から増悪する可能性も考えられることから,当院では使用していない。希望があれば保冷剤を手足に当てた状態で抗癌剤投与を行うこともある。

有害事象発生時のマネジメント

■ EC(FEC) + weekly PTX療法(☞p55)参照。

✓ アレルギー反応

■ EC(FEC) + 3weekly DTX療法(☞p49)参照。

症例 56歳女性,左乳癌(T1N0M0 Stage I)

身長165cm,体重55kg,PS 0。

左乳癌pT1N0M0(充実腺管癌,T＝10mm,HG3,NG3,ER80％,PgR80％,HER2陰性,Ki67 47％,n0)に対し,乳房部分切除(Bp)＋センチネルリンパ節(SN)郭清後5週時より,術後補助療法としてTC療法(DTX75mg/m^2,CPA600mg/m^2)を開始した。初回投与当日アレルギー症状を認めず,悪心,嘔吐なども認めなかったが,投与4日目頃より両手の母指と示指に,しびれと疼痛が出現した。投与7日目頃より手の表皮が白っぽくなり,しだいに水疱化し,乾燥もひどくなったため保湿剤と綿手袋で保護していた。徐々に表皮が剥けだし,投与14日目後の来院時には両手全体の表皮剥離を認めた(皮膚炎Grade 2)。皮膚炎に対して保湿後にビタミンA(ザーネ®)軟膏を塗布するように追加処方し,疼痛に対してはNSAIDsでの対応とした。また,同日の採血では好中球数481/μLとGrade 4の好中球数減少も認めたが発熱はなく,発熱時には必ず病院に連絡し,予防的に処方してあるシプロフロキサシン塩酸塩[CPFX](シプロフロキサシン)を内服することを確認し帰宅となった。皮膚症状はビタミンA軟膏開始後より改善傾向となり,疼痛は消失した。2サイクル目以降も点滴投与後2～3日目頃より表皮剥離などの皮膚症状は認めたが,同様の対応で症状コントロールが可能であっ

た。また毎回投与14日目では好中球数減少も認めたが，発熱を伴うことはなく，予定量での治療が可能であった。そのほか特に問題となる副作用を認めず，予定通り4サイクルを完遂し，その後乳房照射施行，ホルモン治療中である。

文 献

1) Jones SE, et al：Docetaxel with cyclophosphamide is associated with an overall survival benefit compared with doxorubicin and cyclophosphamide：7-year follow-up of US Oncology Research Trial 9735. J Clin Oncol. 2009；27(8)：1177-83.
2) Jones SE, et al：Adjuvant docetaxel and cyclophosphamide plus trastuzumab in patients with HER2-amplified early stage breast cancer：a single-group, open-label, phase 2 study. Lancet Oncol. 2013；14(11)：1121-8.

(佐藤　睦)

I 周術期乳癌

dose-dense EC-PTX療法

投与スケジュール：ddEC療法

EPI 90mg/m², 15分	↓			
CPA 600mg/m², 30分	↓			
PEG G-CSF 3.6mg, 皮下注射		↓		
	1	2〜3	…	14 (日)

PEG G-CSFの投与は，化学療法投与終了後，24時間以降に行う（わが国での適応承認では，14日間以上間隔をあけて投与）。
上記2週（14日）を1サイクルとし，計4サイクル行う。

投与例：ddEC療法

day	投与順	投与量	投与方法
1	1	アプレピタント（イメンド®）125mg	内服（抗癌剤投与1〜1.5時間前）
	2	デキサメタゾンリン酸エステルナトリウム（デキサート®）2mL（6.6mg）＋ ラニチジン塩酸塩（ラニチジン）2mL（50mg）＋ パロノセトロン塩酸塩（アロキシ®）50mL（0.75mg）	点滴末梢本管（15分）
	3	エピルビシン塩酸塩 [EPI]（エピルビシン塩酸塩）90mg/m² ＋ 生食 100mL	点滴末梢本管（15分）
	4	生食 50mL	点滴末梢本管（5分）
	5	シクロホスファミド水和物 [CPA]（エンドキサン®）600mg/m² ＋ 5％ブドウ糖液 250mL	点滴末梢側管（30分）
	6	フルオロウラシル [5-FU]（5-FU）500mg/m² ＋ 生食 50mL	点滴末梢本管（5分）
	7	生食 50mL	点滴末梢本管（5分）
2以降		ペグフィルグラスチム [PEG G-CSF]（ジーラスタ®）3.6mg	ワンショット皮下注射 抗癌剤終了後24時間〜
		アプレピタント 80mg	内服（投与2, 3日目）
		デキサメタゾン（デカドロン®）0.5mg8T2×，ファモチジン（ファモチジン）20mg2T2×	内服（投与2〜4日目）

前述のddEC療法終了後，引き続き，2週ごとにPTX療法を行う。

投与スケジュール：ddPTX療法

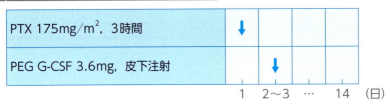

PEG G-CSFの投与は，化学療法投与終了後，24時間以降に行う（わが国での適応承認では，14日間以上間隔をあけて投与）。
上記2週（14日）を1サイクルとし，計4サイクル行う。

投与例：ddPTX療法

day	投与順	投与量	投与方法
1	1	デキサメタゾンリン酸エステルナトリウム 6mL（13.2mg） + ラニチジン塩酸塩 2mL（50mg） + d-クロルフェニラミンマレイン酸塩（ポララミン®）1A + 生食50mL	点滴末梢本管（15分）
	2	パクリタキセル［PTX］（パクリタキセル）175mg/m^2 + 生食 500mL	点滴末梢本管（3時間）
	3	生食 50mL	点滴末梢本管（5分）
2～3	1	ペグフィルグラスチム［PEG G-CSF］3.6mg	ワンショット皮下注射 抗癌剤終了後24時間～

適応・治療開始基準（共通）

■浸潤性乳癌。

- luminal A　　　Stage ⅢA-C
- luminal B　　　Stage ⅡB-ⅢC
- luminal-HER2　Stage ⅡB-ⅢC
- HER2　　　　　Stage ⅢA-C
- triple negative　Stage I-ⅢC

※HER2陽性乳癌患者においては，ddパクリタキセル［PTX］ではなく，weekly PTX + HER，アルコール不耐がある場合は，ドセタキセル水和物［DTX］+ HER（3週ごと）を選択する。

■PS 0～1。

- 主要臓器機能が保たれている（以下の基準が目安）。

  - 白血球数 ≧ 3,000/μL 以上，かつ 12,000/μL 以下
  - 好中球数 ≧ 1,500/μL
  - 血小板数 ≧ 10.0 × 10^4/μL
  - ヘモグロビン ≧ 9.0 g/dL
  - 総ビリルビン（T-Bil）≦ 1.5 mg/dL
  - AST，ALT ≦ 100 U/L
  - クレアチニン ≦ 1.5 mg/dL
  - クレアチニンクリアランス（Ccr）＞ 50 mL/分

慎重投与・禁忌：ddEC療法

	慎重投与	禁　忌
年　齢	50歳以上	― ※当院では基本的に60歳以上には行っていない
心機能	他のアンスラサイクリン系抗癌剤など心毒性のある薬剤での前治療歴がある場合	心機能障害あるいはその既往がある患者
肺疾患	間質性肺炎	―
腎障害	クレアチニン＞1.5mg/dL あるいはCcr＜50mL/分	―
肝障害	AST，ALT ≧ 100U/L	黄疸を有する場合
感　染	感染疑い例	治療を必要とする活動性感染を有する場合

慎重投与・禁忌：ddPTX療法

	慎重投与	禁　忌
年　齢	50歳以上	― ※当院では基本的に60歳以上には行っていない
肺疾患	間質性肺炎	―
肝障害	AST，ALT ≧ 100U/L	黄疸を有する場合
感　染	感染疑い例	治療を必要とする活動性感染を有する場合
その他	―	ヒマシ油含有製剤に対し過敏症の既往がある患者

効 果[1,2)]

	EC/FEC → PTX q2w(%)	EC/FEC → PTX q3w(%)	HR	p
5年無病生存率(DFS)	81	76	0.77	0.004
5年全生存率(OS)	94	89	0.65	0.001
HR(＋)5年DFS	83	80	0.8	0.033
HR(−)5年DFS	71	61	0.69	0.046

HR：hormone receptor

dose-dense EC-PTX療法
有害事象マニュアル

有害事象の発現率と発現時期[1]

有害事象	Grade 3/4の発現率（％） q2w	Grade 3/4の発現率（％） q3w	発現時期
☐ 好中球数減少	10	37	投与4〜7日後
☐ 貧　血	1	0	投与7〜14日後
☐ 肝機能障害	2	1	—
☐ 筋肉痛	3	2	投与3〜7日後
☐ 無力症	3	1	投与1〜14日後
☐ 骨　痛	2	2	投与3〜7日後
☐ 末梢神経障害	4	3	PTX 3サイクル目〜
☐ 悪　心	3	2	投与1〜7日後
☐ 嘔　吐	1	1	投与1〜7日後
✓ ニューモシスチス肺炎	〜1	0	—

☑：「有害事象マネジメントのポイント」（☞p68）参照。

上記試験結果でも示されているが，一般的に投与期間が異なっても総投与量が同じ場合は，副作用の出現頻度も同程度であると言われている（好中球数減少についてはペグフィルグラスチム[PEG G-CSF]を併用するため，dose-denseで発生率が低い）。

すべてのGradeの有害事象はEC (FEC) 療法（☞p41），weekly PTX療法（☞p54）も参照。

減量早見表：ddEC療法

減量レベル	EPI
初回投与量	90mg/m²
−1	80mg/m²
−2	中　止

減量レベル	CPA
初回投与量	600mg/m²
−1	500mg/m²
−2	中　止

※2サイクル目以降で，開始基準を満たしていない場合は，1週間ずつ延期する。2週間延期しても回復しない場合，前サイクルで重篤な副作用（Grade 3以上）が認められた場合は，上記基準で減量する。Grade 3以上の心毒性は中止する。

※一般的には，前回投与量より20％減量するが，可能な限り，相対的用量強度（relative dose intensity：RDI）を85％以上に保つよう投与を行う。

減量早見表：ddPTX療法

減量レベル	PTX
初回投与量	175 mg/m²
−1	150 mg/m²
−2	中　止

※2サイクル目以降で，開始基準を満たしていない場合は，1週間ずつ延期する。2週間延期しても回復しない場合，前サイクルで重篤な副作用（Grade 3以上）が認められた場合は，上記基準で減量する。

※一般的には，前回投与量より20％減量するが，可能な限り，RDIを85％以上に保つよう投与を行う。

有害事象マネジメントのポイント

- 骨髄抑制，EC（FEC）の心機能障害，悪心・嘔吐は☞p42～44参照，PTXの末梢神経障害への対応は☞p56参照。

✓ ニューモシスチス肺炎（Pneumocystis pneumonia：PCP）

- HIV感染者に発症する日和見感染症として重要な疾患であることが知られているが，近年，悪性腫瘍治療中の発症が問題となっている。非HIV-PCPのほうが予後不良とされており，発症後の死亡率はHIV-PCPの10％に対し，非HIV-PCPは50％程度であるとの報告もある[3]。
- 血液悪性腫瘍治療中の発症が多く，固形癌治療中の発症は稀であるとされてきたが，乳癌dose-dense療法中の発症率は通常の治療より高い傾向が指摘されている。乳癌化学療法中にPCPを発症したcase report 19例を検討したWaksらの報告によると，全例がdose-dense療法施行例であった[4]。
- PCPのリスク因子はリンパ球数減少とステロイド投与と言われている。リンパ球数減少については，ddEC→Tを施行した患者の63％，ddEC→T（3weeks）を施行した患者の69％において，主に5サイクル目以降でGrade 3（ALC＜500 cells/mm^3）またはGrade 4（ALC＜200 cells/mm^3）の減少が確認されている[5]。
- また，ステロイド使用に関しては，プレドニゾロン換算で20mg/日で1カ月以上の使用がリスク因子とされている[6]。ddEC→Tの各インターバル中のステロイド総投与量はリスクと言われている量より少ないが，リンパ球数減少を併発している状態であり，慎重な管理が必要である。

治療開始前のマネジメント

- リンパ球数減少時の減量基準はないが，インターバル開始時にGrade 3のリンパ球数減少を認めた場合は，予防的なST合剤の投与を開始すべきと考えている。次頁の「症例」も参照のこと。

| 症 例 | 60歳女性，左乳癌（cT2N0M0　Stage ⅡA） |

　身長168cm，体重50kg，PS 0。
　ACE領域，38mmの腫瘤。原発巣の針生検で浸潤性乳管癌（充実腺管癌），HG3，NG3，ER15％，PgR0％，HER2 3＋，ki67 80％。術前化学療法の方針とし，アルコール不耐なくddEC×4→weekly PTX＋HER×12サイクルの予定で治療開始。ddEC×4サイクルは問題なく終了し，weekly PTX＋HER開始。4サイクル目の投与3日目より38.5℃の発熱あり。あらかじめ渡しておいたシプロフロキサシン塩酸塩［CPFX］を内服するも解熱せず，5サイクル目予定日で来院した時点でも39℃の発熱を認めた。咽頭発赤なし。咳嗽や労作時呼吸困難などの呼吸器症状はなく，胸部X線も開始前のスクリーニングと著変はなかった。広域抗菌薬の効果がないことから，非細菌性肺炎も考慮しβ-D-グルカンを測定したところ，34pg/mLと高値であった。CTにて両側上葉・中葉主体に地図上の淡いすりガラス影を認めたことから，PCPを疑い入院の上，ST合剤（ダイフェン®）9錠/日で治療を開始（後日，ニューモシスチスカリニDNAが陽性と判明し診断確定）。入院後2日目よりSPO$_2$ 92〜94％（room air）まで酸素化の悪化を認め，1〜2L/分の酸素投与を要したが，入院後5日目に解熱し酸素化も改善，以降1週間発熱がないことを確認し退院。ST合剤は計3週間内服し終了した。抗癌剤はPTXを中止し，HERのみ継続。ST合剤終了後も肺炎再燃がないことを確認し，乳房部分切除（Bp）＋センチネルリンパ節（SN）郭清を行った。結果はpCRであった。
　採血結果を振り返ると，ddECの4サイクル目からweekly PTX＋HERの2サイクル目までALC＜500cells/m^{3}が続いていた。この結果に気づき，ST合剤の予防内服を行っていればPCPは防げた可能性があり，反省すべき症例である。本症例はHER2陽性乳癌であったのでHERを継続することができたが，high grade TN typeなどでは抗癌剤が投与できない間に増大し，手術の機会を逸するリスクも考えられる。好中球数はいつも気にかけているが，リンパ球数にも注意を向け慎重に対応すべきである。

文 献

1) Del Mastro L, et al：Fluorouracil and dose-dense chemotherapy in adjuvant treatment of patients with early-stage breast cancer：an open-label, 2×2 factorial, randomised phase 3 trial. Lancet. 2015；385(9980)：1863-72.
2) Petrelli F, et al：Adjuvant dose-dense chemotherapy in breast cancer：a systematic review and meta-analysis of randomized trials. Breast Cancer Res Treat. 2015；151(2)：251-9.
3) Su YS, et al：Pneumocystis jirovecii pneumonia in patients with and without human immunodeficiency virus infection. J Microbiol Immunol Infect. 2008；41(6)：478-82.
4) Waks AG, et al：Pneumocystis jiroveci pneumonia(PCP) in patients receiving neoadjuvant and adjuvant anthracycline-based chemotherapy for breast cancer：incidence and risk factors. Breast Cancer Res Treat. 2015；154(2)：359-67.
5) Tolaney SM, et al：Lymphopenia associated with adjuvant anthracycline/taxane regimens. Clin Breast Cancer. 2008；8(4)：352-6.
6) 徳田　均：非AIDS症例におけるニューモシスチス肺炎. 日胸臨. 2010；69(2)：112-23.

（林　友美）

I 周術期乳癌

トラスツズマブ

投与スケジュール

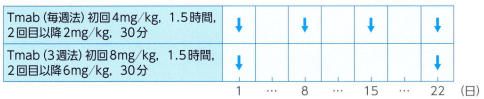

Tmab（毎週法）初回4mg/kg，1.5時間，2回目以降2mg/kg，30分	↓	↓	↓	↓
Tmab（3週法）初回8mg/kg，1.5時間，2回目以降6mg/kg，30分	↓			↓
	1 … 8 … 15 … 22 （日）

- EC（FEC）療法（☞p38），TC療法（☞p58），EC（FEC）＋3weekly DTX（weekly PTX）療法（☞p46, 52）に引き続き，投与を行う。EC（FEC）＋3weekly DTX（weekly PTX）療法の場合は，3weekly DTX（weekly PTX）開始時より併用投与を行う。
- DTXと併用の場合，3週（21日）を1サイクルとする。PTXと併用の場合，毎週投与，タキサン終了後からは3週（21日）を1サイクルとし，合計1年間（18サイクル）行う。

投与例

day	投与順	投与量	投与方法
1	1	トラスツズマブ [Tmab]（ハーセプチン®）8 (6) mg/kg，または4 (2) mg/kg ＋ 生食 250mL	点滴末梢本管（初回1.5時間，2回目以降30分）

※初回は8 (4) mg/kg，1.5時間で投与，副作用がなければ2回目以降は6 (2) mg/kg，30分で投与する。

適応・治療開始基準

- HER2陽性浸潤性乳癌（5mm以上で考慮，5mm以下は他リスク因子を含め総合判断）。
- PS 0〜1。
- 主要臓器機能が保たれている（以下の基準が目安）。

  - 白血球数≧3,000/μL以上，かつ12,000/μL以下
  - 好中球数≧1,500/μL
  - 血小板数≧10.0×10^4/μL
  - ヘモグロビン≧9.0g/dL
  - 総ビリルビン≦1.5mg/dL
  - AST，ALT≦100U/L
  - クレアチニン≦1.5mg/dL
  - クレアチニンクリアランス（Ccr）＞50mL/分

慎重投与・禁忌

	慎重投与	禁　忌
年　齢	70歳以上	―
心機能障害	・駆出分画（ejection fraction：EF）55％以下 ・心筋梗塞，狭心症既往あり ・コントロール不良高血圧	EF30％以下
腎障害	クレアチニン＞1.5mg/dL	―
肝障害	AST，ALT≧100U/L	黄疸を有する場合
感　染	感染疑い例	治療を必要とする活動性感染を有する場合

効　果[1~8]

- 再発率を約50％減少させる。

トラスツズマブ

有害事象マニュアル

有害事象の発現率と発現時期

有害事象	発現率(%) All Grade	発現率(%) Grade 3/4	発現時期
✓ infusion reaction（注入に伴う反応）	約40	0〜1	投与24時間以内
✓ 心毒性	1〜7	2〜3	開始1カ月以降
□ 悪心	1〜5	0〜1	投与1〜7日後
□ 間質性肺炎	頻度不明 極わずか	頻度不明 極わずか	2サイクル目以降

☑：「有害事象マネジメントのポイント」参照。

減量

- 重篤なinfusion reaction（アナフィラキシー様症状）発現時の再投与は避けることが望ましい。また，重篤な心機能障害（Grade 3以上）発現時は心機能回復を待って再投与を考慮してよい。

有害事象マネジメントのポイント

✓ infusion reaction（注入に伴う反応）

治療開始前のマネジメント

- 投与開始にあたって，投与中〜翌日までの間に一過性の発熱，悪寒，頭痛，呼吸困難感などの症状が出る可能性について説明，症状が強い場合はNSAIDsを頓用するように説明しておく。

有害事象発生時のマネジメント

- infusion reactionのほとんどの症状は投与後2時間以内に発症することから，投与中の慎重な経過観察が重要である。薬剤熱のみであれば，投与速度は変えずに，38℃以上の場合はアセトアミノフェン（カロナール®）2T内服で経過観察とする。薬剤熱（38℃以下）に皮膚症状（紅潮，皮疹）を伴う場合は，投与速度を50％に落とし，慎重に投与する。38℃以上の薬剤熱に皮膚症状，呼吸困難が出現した場合は，薬剤投与をいったん中止し，ヒドロコルチゾンリン酸エステルナトリウム（水溶性ハイドロコートン）100mg注1A＋d-クロルフェニラミンマレイン酸塩（ポララミン®）注

1A＋ラニチジン塩酸塩（ザンタック®）注1A＋生食50mLを投与，SpO_2低下を認めた場合は，酸素を投与する。症状が改善した段階で，投与速度を50％にして再開，悪化がないか経過観察しながら投与する。血圧低下，気管支痙攣などのアナフィラキシー症状を認めた場合は，適宜，酸素投与，昇圧薬，$β_2$刺激薬，副腎皮質ステロイドを使用，状況によっては気管内挿管も行い，必要な処置を行った後，入院管理とする。

- 中等度以下の症状の場合は，2回目の投与時も1.5時間投与とし，慎重な経過観察を行う。場合により，抗ヒスタミン薬，ステロイド薬の投与も考慮する。

減量のポイント

- 減量規定はなく，重篤なinfusion reactionを起こした場合は，原則再投与は行わない。

✓ 心毒性

治療開始前のマネジメント

- 心エコー検査，脳性ナトリウム利尿ペプチド（brain natriuretic peptide：BNP）検査を行い，心機能評価を行う。心機能低下が疑われる場合は，循環器内科にコンサルトし，治療可能かどうかの相談を行う。

有害事象発生時のマネジメント

- 心機能低下が疑われる場合〔動悸，息切れ，頻脈などの心症状，もしくは，左室駆出率（left ventricular ejection fraction：LVEF）が50％以下もしくは治療前値より20％以上低下〕は，治療をいったん中止する。3週間以内にLVEFの再評価を行い，循環器内科にコンサルトし，治療の再開が可能かどうかの相談を行う。治療上の有益性が危険性を上回る場合は，LVEFが回復した段階で再投与を行う。
- 心不全症状が出現した場合は，トラスツズマブ［Tmab］（ハーセプチン®）投与を中止し，NYHA分類に従って，一般的対症療法（強心配糖体，ACE阻害薬，利尿薬投与など）を行う。

減量のポイント

- 減量規定はなく，重篤な心障害を起こした場合は，原則，再投与は行わない。

| 症例 | 61歳女性，右温存乳房内癌（T2N0M0　Stage ⅡA） |

身長158cm，体重58kg，PS 0。

右乳癌温存術後約17年目の同側乳癌で，本人希望もあり再温存術施行。術後病理は，充実腺管癌（pT21mm，HG3，NG3），n0，ER0％，PgR0％，HER2 0，Ki67 49％，surgical margin（−）であった。本人との相談のもと，EC90 4サイクルの後，3weekly HER 1年間投与の方針とし，術後補助療法開始，治療前のLVEFは71％であった。

EC療法を予定通り終了の後，引き続きTmab投与を開始。初回投与開始後，約1時間経過した時点で，悪寒，顔面紅潮，咽頭部違和感，鼻閉感，一過性の血圧上昇が出現，体温36.6℃，SpO_2 99％（room air）であった。いったん投与を中止し，経過観察とした。30分後に体温が38℃まで上昇したため，NSAIDsを内服，その後しばらくして自覚症状の改善，解熱もみられたため，50％速度で投与を再開し，慎重に経過観察，再開後は症状の再燃なく，初回投与を終えた。帰宅後も目立った副作用はなく，3週間後に2回目投与を行った。念のため，1.5時間投与としたが，副作用は認められなかった。3回目以降は本人と相談しながら投与時間を短縮し，継続可能であった。

文献

1) Romond EH, et al：Trastuzumab plus adjuvant chemotherapy for operable HER2-positive breast cancer. N Engl J Med. 2005；353(16)：1673-84.
2) Smith I, et al：2-year follow-up of trastuzumab after adjuvant chemotherapy in HER2-positive breast cancer：a randomised controlled trial. Lancet. 2007；369(9555)：29-36.
3) Slamon D, et al：Adjuvant trastuzumab in HER2-positive breast cancer. N Engl J Med. 2011；365(14)：1273-83.
4) Joensuu H, et al：Fluorouracil, epirubicin, and cyclophosphamide with either docetaxel or vinorelbine, with or without trastuzumab, as adjuvant treatments of breast cancer：final results of the FinHer Trial. J Clin Oncol. 2009；27(34)：5685-92.
5) Moja L, et al：Trastuzumab containing regimens for early breast cancer. Cochrane Database Syst Rev. 2012；4：CD006243.
6) Goldhirsch A, et al：2 years versus 1 year of adjuvant trastuzumab for HER2-positive breast cancer（HERA）：an open-label, randomised controlled trial. Lancet. 2013；382(9897)：1021-8.
7) Cameron D, et al：11 years' follow-up of trastuzumab after adjuvant chemotherapy in HER2-positive early breast cancer：final analysis of the HERceptin Adjuvant(HERA)trial. Lancet. 2017；389(10075)：1195-205.
8) Tolaney SM, et al：Adjuvant paclitaxel and trastuzumab for node-negative, HER2-positive breast cancer. N Engl J Med. 2015；372(2)：134-41.

（西村誠一郎）

I 周術期乳癌

PER + Tmab + DTX療法

投与スケジュール

PER 840 (→420) mg/日*1, 1時間 (→30分)*2	↓			
Tmab 8 (→6) mg/kg*3, 1.5時間 (→30分)*2	↓			
DTX 60〜75mg/m², 1時間	↓			
	1	…	21	(日)

EC (90) 療法もしくはddEC (90) 療法に引き続き，DTXと併用して投与を行う。
上記3週 (21日) を1サイクルとし，1年間 (18サイクル) 行う。DTX投与は原則4サイクルとする。
*1：2回目以降は420mg/日
*2：初回投与に問題なければ2回目以降は30分
*3：2回目以降は6mg/kg

投与例

day	投与順	投与量	投与方法
1	1	ペルツズマブ [PER]（パージェタ®）840 (→420) mg/日 + 生食 250mL	点滴静注本管（1時間→30分）
	2	生食 50mL	点滴静注本管（5分）
	3	トラスツズマブ [Tmab]（ハーセプチン®）8 (→6) mg/kg + 生食 250 mL	点滴静注本管（1.5時間→30分）
	4	デキサメタゾンリン酸エステルナトリウム（デキサート®）2mL (6.6mg) + 生食 50mL	点滴静注本管（15分）
	5	ドセタキセル水和物 [DTX]（ワンタキソテール®）60 (〜75) mg/m²〔アルコール不耐例の場合：タキソテール® 60 (〜75) mg/m² + 5％ブドウ糖液 20mL〕+ 生食 250mL	点滴静注本管（1時間）
	6	生食 50mL	点滴静注本管（5分）

適応・治療開始基準

- HER2陽性浸潤性乳癌（病理学的浸潤径2cm以上，もしくは，所属リンパ節転移陽性例。浸潤径が5mm以上2cm以下，かつ所属リンパ節転移陰性例では，他リスク因子を含め総合的に判断する）。

慎重投与

- トラスツズマブ［Tmab］，ペルツズマブ［PER］とも，以下の患者において心不全などの心障害が現れる可能性があるため，注意が必要である。

  - アンスラサイクリン系薬剤の投与歴
  - 胸部への放射線治療歴
  - うっ血性心不全，治療を要する不整脈の合併
  - 冠動脈疾患の合併
  - 高血圧
  - 左室駆出率の低下

効 果[1~4)]

- HER2陽性早期乳癌を対象とした国際共同臨床試験（APHINITY試験）において，化学療法にTmab単独もしくはTmab＋PER併用投与を比較したところ，浸潤性疾患のない生存期間（IDFS）において，Tmab＋PER併用群で有意な延長がみられた（4年IDFS 92.3％ vs 90.6％，ハザード比 0.81）。特に，リンパ節転移陽性例で，予防効果が目立った（4年IDFS 89.9％ vs 86.7％，ハザード比 0.77）。
- 術前化学療法として，ドセタキセル水和物［DTX］＋Tmab療法（HD群）に対して，さらにPERを加えた併用療法（HPD群）を比較した海外臨床試験（NeoSphere試験）において，病理学的完全奏効（pCR）率は，HPD群が有意に高かった（45.8％ vs 29.0％，$p=0.0141$）。また，わが国の実地診療で頻用されているレジメンのデザインにPERを併用したBERENICE試験において，副次的評価項目ではあるが，pCR（ypT0/is ypN0）率は，ddAC群，FEC（100）群それぞれ，61.8％，60.8％であった。

PER＋Tmab＋DTX療法
有害事象マニュアル

有害事象の発現率と発現時期[1)]

有害事象	発現率（%） All Grade	発現率（%） Grade 3/4	発現時期
☐ infusion reaction（注入に伴う反応）	4.4	―	投与24時間以内
☐ 心毒性	0.7	＜0.1	開始1カ月以降
✓ 下　痢	71	10	投与1～7日後
✓ 発　疹	26	0.4	―
☐ 間質性肺炎	0.3	頻度不明	2サイクル目以降

☑：「有害事象マネジメントのポイント」参照。

＊：上記は抗HER2療法に関与すると思われる主な有害事象

有害事象マネジメントのポイント

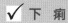 下　痢

治療開始前のマネジメント

- PERの有するEGFR阻害作用による（Tmabにおいても下痢の報告はある）。
- 投与早期から現れ，遷延する可能性があることを患者に説明し，止痢薬（ロペラミド塩酸塩1～2mg/回）をあらかじめ処方しておく。

有害事象発生時のマネジメント

- 止痢薬の内服により回復する場合は休薬・減量は不要であり，水分補給を促すだけでよい。
- 下痢の改善まで脂質・食物繊維を多く含む食品は避けるよう指導する。
- ロペラミド塩酸塩4mg/日によっても改善しない場合はPERの休薬が必要であり，経静脈的補液の必要性を判断するために受診を促す。
- 好中球数減少時は感染性下痢との鑑別が必要である。

減量のポイント

- 下痢を繰り返す場合，PERの減量・休薬を考慮するが，通常はGrade 1程度であり，減量が必要になることはない。
- Tmabの減量・休薬は不要である。

✓ 発疹

治療開始前のマネジメント

- PERの有するEGFR阻害作用による（Tmabにおいても皮疹の報告はある）。
- 投与早期から現れ，繰り返す可能性があることを説明しセルフケアを促す。
- ざ瘡様皮疹の予防として洗顔・保湿が重要であることを患者に説明する。

- 関連した皮膚障害として爪甲の菲薄化などもみられる。

有害事象発生時のマネジメント

- ざ瘡様皮疹に対してはstrongestレベルのステロイド軟膏〔クロベタゾールプロピオン酸エステル（デルモベート®など）〕を短期間（数日）使用し，その後very strongレベルのステロイド軟膏〔ジフルプレドナート（マイザー®など）〕へ変更する。
- ざ瘡様皮疹に対しては尋常性ざ瘡治療薬のアダパレン（ディフェリン®ゲル）が有効な場合がある。

- 爪甲の菲薄化に対しては爪用オイルの使用，爪の補強（トップコート）を行う。

減量のポイント

- 通常，本事象による減量・休薬は行わない。

症例　58歳女性，左乳癌（T2N1M0　Stage ⅡB）

身長159cm，体重51kg，PS 0。

　左乳癌，C領域，31mm大，腋窩リンパ節にも25mm大の転移を伴っていた。針生検で浸潤性乳管癌（硬性型），核異型度3，ER＜1％，PgR 0％，HER2；3＋，ki67；30％。PET/CT検査で遠隔転移はないものの，levelⅡ領域までFDG集積を認めた。術前化学療法の方針とし，腫瘍量が多いため，dose-dense EC（90）療法を選択し4サイクル実施。4サイクル終了後の超音波検査で，原発巣は－29％の縮小効果（SD），腋窩リンパ節は－56％の縮小効果（PR）であった。当初，weekly PTX＋HER療法を予定していたが，PERが周術期補助療法への保険適応拡大となったため，PER＋HER＋DTX療法へ変更した。

　初回投与時，PER投与中は体調の変化は認められなかったが，HERに変わり，半分以上入ったところで，急激に悪寒戦慄，呼吸苦が出現。体温は39℃まで上昇，SpO₂は87％まで低下，血圧低下はなかった。Grade 2のinfusion reaction（IR）と判断，HER投与を中止し，酸素投与，ハイドロコートン100mg＋ポララミン1A＋ラニチジン1A

を投与し，補液しながら経過観察。30分後悪寒消失，SpO$_2$回復。体温は40.2℃まで上昇。1時間後も解熱しないため，バイタルサインに問題がないことを確認した後，アセトアミノフェン1,000mgを投与。さらに1時間後，症状消失，解熱。以後のHER，DTX投与は中止とした。バイタルサイン安定，自覚症状も消失していたため，帰宅となった。2サイクル目は，HER投与時に投与速度を1/2として治療を実施，IRは認められなかった。3，4サイクル目も問題なく治療を実施できた。術前化学療法後の画像検査では，cCRが得られていた。今後，手術を実施していく予定である。

文献

1) von Minckwitz G, et al：Adjuvant Pertuzumab and Trastuzumab in Early HER2-Positive Breast Cancer. N Engl J Med. 2017；377(2)：122-31.
2) Gianni L, et al：Efficacy and safety of neoadjuvant pertuzumab and trastuzumab in women with locally advanced, inflammatory, or early HER2-positive breast cancer(NeoSphere)：a randomised multicentre, open-label, phase 2 trial. Lancet Oncol. 2012；13(1)：25-32.
3) Swain SM, et al：Pertuzumab, trastuzumab, and standard anthracycline-and taxane-based chemotherapy for the neoadjuvant treatment of patients with HER2-positive localized breast cancer(BERENICE)：a phase II, open-label, multicenter, multinational cardiac safety study. Ann Oncol. 2018；29(3)：646-53.
4) Schneeweiss A, et al：Pertuzumab plus trastuzumab in combination with standard neoadjuvant anthracycline-containing and anthracycline-free chemotherapy regimens in patients with HER2-positive early breast cancer：a randomized phase II cardiac safety study(TRYPHAENA). Ann Oncol. 2013；24(9)：2278-84.

〔西村誠一郎〕

I 周術期乳癌

CMF療法

投与スケジュール

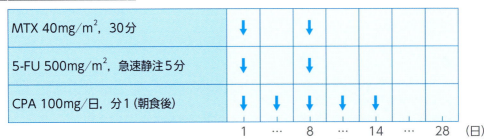

上記4週（28日）を1サイクルとし，6サイクル行う。CPAは原法では100mg/m² 14日間内服，5-FUは600mg/m²であるが，わが国で適応取得のため行われた臨床試験にならって，CPAは100mg/日，5-FUは500mg/m²としている。MTX，5-FUは投与1，8日目に点滴静注とする。

投与例

day	投与順	投与量	投与方法
1, 8	1	デキサメタゾンリン酸エステルナトリウム（デキサート®）2mL（6.6mg）＋ ラニチジン塩酸塩（ザンタック®）2mL（50mg）＋ グラニセトロン塩酸塩（グラニセトロン）1mL（1mg）＋ 生食 100mL	点滴末梢本管（15分）
	2	メトトレキサート [MTX]（メソトレキセート®）40mg/m² ＋ 生食 100 mL	点滴末梢本管（30分）
	3	生食 50mL	点滴末梢本管（5分）
	4	フルオロウラシル [5-FU]（5-FU）500mg/m² ＋ 生食 50mL	点滴末梢本管（5分）
	5	生食 50mL	点滴末梢本管（5分）
1～14	6	シクロホスファミド水和物 [CPA]（エンドキサン®）100mg/日	内服（分1：朝食後）

適応・治療開始基準

- 浸潤性乳癌（HER2陰性，脱毛を避けたい場合，高齢者で虚血性心疾患を伴う場合）。
- 主要臓器機能が保たれている（以下の基準が目安）。

> - 白血球数$\geq$3,000/μL以上，かつ12,000/μL以下
> - 好中球数$\geq$1,500/μL
> - 血小板数$\geq$10.0×10^4/μL
> - ヘモグロビン$\geq$9.0g/dL
> - 総ビリルビン$\leq$1.5mg/dL
> - AST，ALT$\leq$100U/L
> - クレアチニン$\leq$1.5mg/dL
> - クレアチニンクリアランス（Ccr）>50mL/分

慎重投与・禁忌

	慎重投与	禁忌
年齢	70歳以上	―
腎障害	クレアチニン>1.5mg/dL	―
肝障害	AST，ALT$\geq$100U/L	黄疸を有する場合
感染	感染疑い例	治療を必要とする活動性感染を有する場合

効果[1〜8]

- 年間乳癌死亡率を約25％減少させる。

CMF療法
有害事象マニュアル

有害事象の発現率と発現時期

有害事象	発現率(%) All Grade	発現率(%) Grade 3/4	発現時期
✓ 好中球数減少	89	24	投与7～21日後
✓ 発熱性好中球減少症	—	1～5	投与7～21日後
✓ 悪心・嘔吐	68	3	投与1～14日後
口腔粘膜炎	18	0～1	投与7～14日後
脱毛症	36	0～1	2サイクル目以降
肝障害	37	0～1	投与7～14日以降

☑:「有害事象マネジメントのポイント」参照。

減量早見表

減量レベル	MTX
初回投与量	40mg/m²
−1	35mg/m²
−2	中止

減量レベル	5-FU
初回投与量	500mg/m²
−1	450mg/m²
−2	中止

※2サイクル目以降で開始基準を満たしていない場合は，1週間ずつ延期する。3週間延期しても回復しない場合は，投与を中止する。前サイクルで重篤な副作用(Grade 3以上)が認められた場合は，上記基準で減量する。

※一般的には，前回投与量より20%減量するが，可能な限り，相対的用量強度(relative dose intensity：RDI)を85%以上に保つよう投与を行う。

※シクロホスファミド水和物[CPA](エンドキサン®)錠の半錠分割投与は有効性に関して不明のため，CPAを減量するのであれば50mg/日となるが，RDIが著明に低下してしまうため，現実的には投与量は減量せず，期間を1週間延期するほうが妥当と思われる。

有害事象マネジメントのポイント

✓ 好中球数減少・発熱性好中球減少症(febrile neutropenia：FN)

■EC(FEC)療法(☞p42)参照。

✓ 悪心・嘔吐

治療開始前のマネジメント

- 制吐薬は嘔吐してから飲む薬ではなく，予防として早めに使うのがコツであることを患者に十分説明しておくこと。

有害事象発生時のマネジメント

- メトトレキサート［MTX］（メソトレキセート®），フルオロウラシル［5-FU］（5-FU）は軽度催吐リスク薬剤であるが，CPAが中等度催吐リスク薬剤に分類されるため，CPAへの対応が必要である。デキサメタゾンリン酸エステルナトリウム（デキサート®）+5-HT$_3$受容体拮抗制吐薬を投与前に静注しているが，それでも急性期嘔吐が出現する場合は，高度リスクに準じて，アプレピタント（イメンド®）を開始30分前，投与2～3日目の朝に1錠内服，同時にデキサメタゾン（デカドロン®）（4～8mg/日）も投与2～4日目に内服する。
- CPAを投与1～14日目まで内服するため，上述の急性期嘔吐よりも遅発性悪心・嘔吐への対応が必要な場合が多く，5-HT$_3$受容体拮抗制吐薬を投与2日目より3～5日間内服し，それでも持続する場合はドパミン受容体拮抗薬〔メトクロプラミド（プリンペラン®）5mg，ドンペリドン（ナウゼリン®）10mg〕，フェノチアジン系抗精神病薬〔プロクロルペラジン（ノバミン®）5mg〕を頓用で使用する。
- 上記で対応できない場合は，①前投薬のグラニセトロン塩酸塩（グラニセトロン）をパロノセトロン塩酸塩（アロキシ®）に変更，②アプレピタント（イメンド®）を投与5日目まで延長，③デキサメタゾン（デカドロン®）（4～8mg/日）の投与延長の順で対応する。
- 治療前から悪心があるなどの予期性嘔吐の場合は，ベンゾジアゼピン系抗不安薬〔アルプラゾラム（アルプラゾラム）〕などを治療開始前に内服させるのも有効である。

減量のポイント

- 高度催吐性リスクに準じた制吐薬を使用しても持続するGrade 3以上の悪心・嘔吐が出現した場合は，90% doseに減量する。

65歳女性，右乳癌（T1N0M0　Stage I）

身長158cm，体重54kg，PS 0。
15年前，左乳癌の既往あり。
　右乳房A領域の約16mm大の乳癌で，針生検でa3，HG2，NG1，ER0％，PgR0％，HER2 0，Ki67 90％。限局性，N0で，手術先行とし，乳房部分切除（Bp）＋センチネルリンパ節（SN）郭清を施行。術後病理で基質産生癌を伴う充実腺管癌（pT12mm，HG3，NG3），n0，triple negative（TN），Ki67 90％，margin（−）。FEC4サイクル以上の治療を勧めたが，脱毛を避けたいとの理由で，CMF療法を選択した。2サイクル目より白血球数の回復遅延があり（白血球数2,700〜3,000/μL，好中球数1,200〜1,400/μL），1週間延期し，白血球数の回復を待って治療を継続した。経過を通して発熱は認めず，CPA内服中は軽度の悪心があったものの，どうにか完遂できた。
　本症例のRDIは0.80で治療強度が低下してしまった。当時は持続型G-CSF製剤の使用は認められておらず，現在であれば治療強度を落とさず，治療できたと思われる。

文献

1) Bonadonna G, et al：Combination chemotherapy as an adjuvant treatment in operable breast cancer. N Engl J Med. 1976；294(8)：405-10.
2) 野村雍夫, 他：原発進行・再発乳癌に対するCyclophosphamide, Methotrexate, 5-fluorouracil(CMF)併用療法の臨床的検討. 癌と化療. 1994；21(12)：1949-56.
3) Bonadonna G, et al：Adjuvant cyclophosphamide, methotrexate, and fluorouracil in node-positive breast cancer：the results of 20 years of follow-up. N Engl J Med. 1995；332(14)：901-6.
4) EBCTCG：Comparisons between different polychemotherapy regimens for early breast cancer：meta-analyses of long-term outcome among 100,000 women in 123 randomized trials. Lancet. 2012；379(9814)：432-44.
5) Fisher B, et al：Two months of doxorubicin-cyclophosphamide with and without interval reinduction therapy compared with 6 months of cyclophosphamide, methotrexate, and fluorouracil in positive-node breast cancer patients with tamoxifen-nonresponsive tumors：results from the National Surgical Adjuvant Breast and Bowel Project B-15. J Clin Oncol. 1990；8(9)：1483-96.
6) Fisher B, et al：Tamoxifen and chemotherapy for axillary node-negative, estrogen receptor-negative breast cancer：findings from National Surgical Adjuvant Breast and Bowel Project B-23. J Clin Oncol. 2001；19(4)：931-42.
7) Piccart MJ, et al：Phase III trial comparing two dose levels of epirubicin combined with cyclophosphamide with cyclophosphamide, methotrexate, and fluorouracil in node-positive breast cancer. J Clin Oncol. 2001；19(12)：3103-10.
8) Pritchard KI, et al：HER2 and responsiveness of breast cancer to adjuvant chemotherapy. N Engl J Med. 2006；354(20)：2103-11.

〔西村誠一郎〕

II 進行再発乳癌 レジメン索引

「II. 進行再発乳癌」は臨床の場で使いやすいようにサブタイプ別ではなく，薬剤名の50音順で構成しています。

作用機序または投与法による索引は以下の通りです。

作用機序 または投与法	薬剤名（一般名，50音順）	併用薬（一般名，50音順）	対象となる サブタイプ	ページ
分子標的療法	アベマシクリブ	アナストロゾール	ER＋HER2－	86
		フルベストラント		
		レトロゾール		
	エベロリムス	エキセメスタン	ER＋HER2－	92
	オラパリブ	－	BRCA変異陽性	109
	抗HER2療法（トラスツズマブ，ペルツズマブ，トラスツズマブ エムタンシンなど）	－	HER2＋	126
	トラスツズマブ	ドセタキセル＋ペルツズマブ	HER2＋	161
		ラパチニブ		176
	トラスツズマブ エムタンシン	－	HER2＋	129
	パルボシクリブ	アナストロゾール	ER＋HER2－	149
		フルベストラント		
		レトロゾール		
	ベバシズマブ	パクリタキセル	HER2－（HER2＋）	134
	ペルツズマブ	ドセタキセル＋トラスツズマブ	HER2＋	161
	ラパチニブ	カペシタビン	HER2＋	169
		トラスツズマブ		176
経口化学療法	カペシタビン	－	HER2－	114
		トラスツズマブ	HER2＋	114
		ラパチニブ		169
	ティーエスワン		HER2－	98
静注化学療法	エリブリン	－	HER2－	103
		トラスツズマブ	HER2＋	103
	ゲムシタビン	－	HER2－	120
		トラスツズマブ	HER2＋	120
	ドセタキセル	トラスツズマブ＋ペルツズマブ	HER2＋	161
	パクリタキセル	－	HER2－	142
		トラスツズマブ	HER2＋	142
		ベバシズマブ	HER2－	134
	ビノレルビン	－	HER2－	154
		トラスツズマブ	HER2＋	154

【改版にあたっての注意事項】
■ 使用頻度の少ないレジメン（ドセタキセル＋カペシタビン，パクリタキセル＋ゲムシタビンなど）は削除しました。これらのレジメンに関しては旧版をご参照下さい。
■ 抗HER2療法を併用できるレジメンは，サブタイプ別の記述を省略しました［例：エリブリン（＋トラスツズマブ）］。

Ⅱ 進行再発乳癌

アベマシクリブ ＋ 内分泌療法

投与スケジュール：LET or ANA 療法

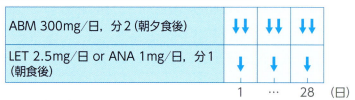

上記4週（28日）を1サイクルとする．

投与例：LET or ANA 療法

day	投与順	投与量	投与方法
1～28	1	アベマシクリブ [ABM]（ベージニオ®）300mg/日	内服（分2：朝夕食後）
1～28	2	レトロゾール [LET]（フェマーラ®）2.5mg/日 or アナストロゾール [ANA]（アリミデックス®）1mg/日	内服（分1：朝食後）

投与スケジュール：FUL 療法

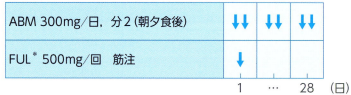

上記4週（28日）を1サイクルとする．
＊：各サイクルの投与1日目に筋注（1サイクル目のみ投与15日目にも筋注）

投与例：FUL 療法

day	投与順	投与量	投与方法
1～28	1	アベマシクリブ [ABM] 300mg/日	内服（分2：朝夕食後）
1＊	2	フルベストラント [FUL]（フェソロデックス®）500mg/回	筋注

＊：各サイクルの投与1日目に筋注（1サイクル目のみ投与15日目にも筋注）

適応・治療開始基準

- 手術不能または再発乳癌

ER陽性HER2陰性進行再発乳癌の第一次〜第二次内分泌療法として使用される。第一次治療の場合，アベマシクリブ[ABM]＋レトロゾール[LET]／アナストロゾール[ANA]，二次治療の場合，ABM＋フルベストラント[FUL]（±LHRH-A）を選択する。

項　目	満たすべき数値	備　考
好中球数	≧1,500/μL	―
ヘモグロビン	≧8.0g/dL	―
血小板数	≧100,000/μL	―
AST，ALT	ULN（施設基準値上限）の3倍未満	肝不全徴候を認めないこと
総ビリルビン	ULNの1.5倍未満	―
クレアチニン	ULNの1.5倍以下	―
その他	治療の支障となる臓器障害・活動性の感染症がない	―

慎重投与・禁忌

- 肝機能障害の合併（血中濃度上昇の可能性）
- 腎障害合併（血中濃度上昇の可能性，減量の検討）
- CYP3A4を阻害，誘導する薬剤との併用（血中濃度変化の可能性）
- 骨髄機能低下状態（骨髄抑制の遷延）
- 高齢者

効　果

- ER陽性HER陰性であり，進行乳癌に対して全身抗癌療法歴のない手術不能または再発閉経後乳癌患者を対象に，ABM＋LET／ANA群とLET／ANA群を比較した第3相試験（通称monarch-3試験）[1]において，無増悪生存期間（PFS），奏効率（RR）ともにABM＋LET／ANA群で有意に改善した〔PFS：ABM＋LET／ANA群未到達，LET／ANA群14.7カ月（HR：0.54 95％CI：0.41-0.72），RR：ABM＋LET／ANA群48.2％，LET／ANA群34.5％（$p＝0.002$）〕。
- ER陽性HER陰性であり，内分泌療法に抵抗性の手術不能または再発乳癌患者を対象に，ABM＋FUL群とFUL群を比較した第3相試験（通称monarch-2試験）[2]において，PFS，RRともにABM＋FUL群で有意に改善した〔PFS：ABM＋FUL群16.4カ月，FUL群9.3カ月（HR：0.55 95％CI：0.45-0.68），RR：ABM＋FUL群35.2％，FUL群16.1％（$p＜0.001$）〕。

アベマシクリブ ＋ 内分泌療法
有害事象マニュアル

有害事象の発現率と発現時期[1, 3]

有害事象	発現率 (%) All Grade	発現率 (%) Grade 3/4	発現時期
✓ 下 痢	81	10	投与数日後，以降も持続
✓ 好中球数減少	41	21	投与数日後
■ 疲 労	40	2	投与数日後，以降も持続
■ 悪 心	39	1	投与数日後，以降も持続
■ 貧 血	28	6	投与数週間後
■ 脱毛症	27	0	投与数日後，以降も持続
■ 食欲低下	25	1	投与数週間後
✓ クレアチニン値上昇	19	2	投与数日後，以降も持続
■ 頭 痛	16	1	投与数日後，以降も持続
✓ 静脈血栓塞栓症	頻度不明		投与数週間後
✓ 間質性肺炎	2.7		投与数週間後

☑：「有害事象マネジメントのポイント」参照。

減量早見表

減量レベル	ABM
初回投与量	300mg/日
-1	200mg/日
-2	100mg/日
-3	中 止

有害事象マネジメントのポイント

✓ 下 痢

治療開始前のマネジメント

- 投与開始早期から出現し，持続する可能性があることを説明し，止痢薬（ロペラミド塩酸塩1〜2mg/回）をあらかじめ処方しておく。

有害事象発生時のマネジメント

- 平常時における便通の状態や生活パターン（交通機関による長時間の移動・長時間の立ち仕事など）などを考慮し，止痢薬の使用を指導する。

- 下痢の出現時にロペラミド塩酸塩錠（口腔内崩壊錠）をまず1錠（1mg）内服し，2時間以内に改善しない場合は，さらに1錠を追加内服するよう指導する。ロペラミド塩酸塩錠は4錠/日まで使用可能であることを指導しておく。タンニン酸アルブミンや整腸薬などの有効性は証明されていない。
- 外出時など，用便の機会が限られる場合は，止痢薬の予防内服が有用であることを説明しておく。
- 止痢薬の内服により回復・維持できる場合は，休薬・減量は不要であり，水分補給を促すだけでよい。
- 下痢の改善まで脂質・食物繊維を多く含む食品は避けるよう指導する。
- ロペラミド塩酸塩によっても24時間以内にGrade 1以下に改善しない場合は休薬が必要であり，経静脈的補液の必要性を判断するために受診を促す。
- 発熱，強い腹痛，または粘血便を伴う場合は，感染性下痢との鑑別が必要である。

✓ 好中球数減少

治療開始前のマネジメント

- 好中球数減少について十分説明し，感染予防に努めてもらう。発熱性好中球減少症にまで至る頻度は化学療法と比べると少ないが，38℃以上の急な発熱や37.5℃以上の持続する発熱があるときは，病院へ連絡するように指導しておく。

有害事象発生時のマネジメント

- Grade 3以上の好中球数減少出現時は減量・休薬を適宜行う。

- 好中球数減少を認める場合は2週間ごとの通院で確認し，減量・休薬を判断する。有害事象なく経過している場合は，4週間に1度の通院に間隔をあける場合がある。

✓ クレアチニン値上昇

治療開始前のマネジメント

- クレアチニン値の軽度（＜1.5mg/dL程度）上昇が起こりうるが，実質的な腎機能の低下ではないことをあらかじめ説明し，理解を得る。

有害事象発生時のマネジメント

- 本事象は，選択的なクレアチニンの尿中分泌低下が原因であるため，経過観察でよい（血清クレアチニン値の上昇は身体に悪影響を及ぼさない）。中止により数値は改善する。

✓ 静脈血栓塞栓症

治療開始前のマネジメント

- 突然の胸痛，呼吸苦，下肢の痛みや腫脹，感覚異常などがみられた場合は受診するように指示する。
- 治療開始前に比較用に凝固系検査を行う。
- 血栓症，不妊・流産，骨盤腔内手術，慢性炎症性疾患などの既往歴を有する場合や，腫瘍負荷が大きい場合は，高リスク群として注意深く経過を観察する。
- 上記，高リスク群では下肢静脈超音波検査によるスクリーニングや，血漿D-ダイマーによるモニタリングを行っていく。

有害事象発生時のマネジメント

- 血液検査，下肢静脈超音波，造影CT検査などで診断を迅速に行い，抗凝固療法，血栓溶解療法，必要に応じて血栓除去術を行う。

✓ 間質性肺炎 〔☞コラム⑥（p31）参照〕

治療開始前のマネジメント

- 乾性咳嗽，息切れ，微熱などがみられた場合は受診するよう指示する。
- **注意!** 治療開始前に比較用の胸部単純X線写真を撮像しておく。
- 胸壁もしくは椎体への放射線照射歴を有する場合は，高リスク群として注意深く経過を観察する。
- **注意!** 2018年11月30日から2019年5月14日までに間質性肺炎の重篤な症例が14例，そのうち3例が死亡に至った経緯から安全性速報が発出されている。間質性肺炎の初期症状への注意と患者・家族への指導・教育が必要である[4]。

有害事象発生時のマネジメント

- 感染症，アレルギーなどと鑑別するために，採血（LDH，CRP，KL-6，SP-Dなどの間質性肺炎の活動性マーカー，好酸球，β-D-グルカンなど）を実施する。
- 画像検査としては胸部CT検査が鋭敏で有用であるが，同時に胸部単純X線写真を撮像し，ベースラインとして保存する。

| 症 例 | 57歳女性，ER陽性HER2陰性再発乳癌，骨・肝・肺転移 |

　身長155cm，体重50kg，PS 0。左乳癌術後8年目に骨転移再発を認めた。第一次ホルモン療法としてANA，第二次ホルモン療法としてFULを使用した。その後，臓器転移を認めたため化学療法に移行し，S-1療法，エリブリン療法を行った。

　その後，再発後ホルモン療法が長期間（約3年4カ月）使用できたことから，第三次ホルモン療法としてLET＋ABM（300mg／日）を開始した。予防的にロペラミド塩酸塩錠（口腔内崩壊錠）を処方し，内服するタイミングを指導した。間欠的にGrade 1の下痢を認めたが，適切に止痢薬（ロペラミド）を使用することで制御可能であった。現在，200mg／日に減量して下痢や好中球数減少などの副作用なく，奏効状態を維持している。

文 献

1) Goetz MP, et al：MONARCH 3：Abemaciclib As Initial Therapy for Advanced Breast Cancer. J Clin Oncol. 2017；35(32)：3638-46.
2) Sledge GW Jr, et al：MONARCH 2：Abemaciclib in Combination With Fulvestrant in Women With HR+/HER2- Advanced Breast Cancer Who Had Progressed While Receiving Endocrine Therapy. J Clin Oncol. 2017；35(25)：2875-84.
3) 日本イーライリリー株式会社：ベージニオ®添付文書［2019年5月改訂（第3版）］
4) 厚生労働省：安全性速報．[https://www.mhlw.go.jp/content/11125000/000510152.pdf]

（中本翔伍，渡邉純一郎）

II 進行再発乳癌

エキセメスタン + エベロリムス

投与スケジュール

EXE 25mg/日, 分1 (朝食後)	↓	↓	↓
EVE 10mg/日*, 分1 (朝食後)	↓	↓	↓
	1	…	28 (日)

上記4週 (28日) を1サイクルとする。
＊：副作用により5mgまで減量可

投与例

day	投与順	投与量	投与方法
1～28	1	エキセメスタン [EXE] (アロマシン®) 25mg/日	内服 (分1：朝食後)
1～28	2	エベロリムス [EVE] (アフィニトール®) 10mg/日	内服 (分1：朝食後)

適応・治療開始基準

■ 手術不能または再発乳癌

　ER陽性HER2陰性進行再発乳癌の第二次～第三次内分泌療法として使用されるだけでなく，chemo-break (chemo-holiday) としての維持療法や化学療法抵抗例・不耐例に対しても用いることが可能である。

項　目	満たすべき数値	備　考
好中球数	≧ 1,000/μL	―
ヘモグロビン	≧ 8.0g/dL	―
血小板数	≧ 75,000/μL	―
AST, ALT	ULN (施設基準値上限) の5倍以下	肝不全徴候を認めないこと
総ビリルビン	≦ 2.0mg/dL	
クレアチニン	≦ 1.5mg/dL	またはクレアチニンクリアランス (CCr) ≧ 50mL/分
その他	治療の支障となる臓器障害・活動性の感染症がない	―

慎重投与・禁忌

- 間質性肺疾患の合併（間質性肺疾患が発症，重症化する可能性）
- 胸壁または椎体への放射線治療の既往（間質性肺疾患のリスク上昇）
- 肝機能障害の合併（血中濃度上昇の可能性，減量の検討）
- 肝炎ウイルス持続感染状態・結核感染の既往（再活性化の恐れ）
- 未治療またはコントロール不良の糖尿病合併
- 高齢者
- CYP3A4またはP糖蛋白質（Pgp）を阻害，誘導する薬剤との併用（血中濃度変化の可能性）

効果

- 非ステロイド性アロマターゼ阻害（AI）薬抵抗性，閉経後進行再発乳癌に対して，エキセメスタン［EXE］単独とEXE＋エベロリムス［EVE］による治療を比較した第3相試験（BOLERO-2）[1]において，無増悪生存期間（PFS）はEXE群4.1カ月，EXE＋EVE群10.6カ月と併用群で有意に良好であったが，全生存期間（OS）では有意差がみられなかった（EXE群：26.5カ月，EXE＋EVE群：30.9カ月，$p = 0.14$）[2]。

エキセメスタン + エベロリムス

有害事象マニュアル

有害事象の発現率と発現時期[1]

有害事象	発現率 (%) All Grade	発現率 (%) Grade 3/4	発現時期
✓ 口腔粘膜炎	56	8	投与1〜7日後，以後も持続
■ 発疹	36	1	投与1〜7日後，以後も持続
■ 疲労	33	3	投与数日後，以後も持続
■ 下痢	30	2	投与数日後，以後も持続
■ 食欲不振	29	1	投与数日後，以後も持続
■ 悪心	27	<1	投与数日後，以後も持続
■ 咳嗽	22	1	投与数週間後
■ 味覚異常	21	<1	投与数日後，以後も持続
✓ 間質性肺炎	18	3	投与数週間後
■ 貧血	16	6	投与数週間後
✓ 高血糖	13	4	投与1〜数週間後
■ 血小板数減少	10	2	投与数週間後
■ 好中球数減少	6	2	投与数週間後
■ 腎不全	0.8	0.8	投与1〜数週間後
✓ 感染症	頻度不明		投与数週間後

☑：「有害事象マネジメントのポイント」(☞ p95) 参照。

減量早見表

減量レベル	EVE	備考
初回投与量	10mg/日	―
−1	7.5mg/日	10mg/5mgの隔日投与。病状に応じ試みる
−2	5mg/日	―
−3	中止	―

※EXEの減量は原則として不要である。

有害事象マネジメントのポイント

✓ 口腔粘膜炎

治療開始前のマネジメント

- 治療開始前に治療開始早期から口腔粘膜炎が生じやすいこと，口腔ケアが重要であること，生じた場合はステロイド外用薬を使用することを説明しておく。
- 歯科検診を受けていない場合は，口腔内ハイジーン，齲歯の有無をチェックする。アルコールを含む含嗽薬は刺激となるため使用しない。

有害事象発生時のマネジメント

- 口腔粘膜炎は治療初期から出現し，その後も繰り返すことが多い。個人差があり，経過中ほとんど出現しない場合も多い。EVE投与中に予防的にデキサメタゾンのマウスウォッシュを使用することで，Grade 2以上の口腔粘膜炎が2％であったとする報告がある（BOLERO-2試験：33％）[3]。国内採用薬がないため，院内調剤として各々の施設で検討が必要である（また，早期のステロイド外用薬の使用が効果的である）。しかし，過度の使用は口腔カンジダ症の原因となるため注意を喚起する。

減量のポイント

- EVEは分子標的治療薬であるが，減量に比例して治療効果が低下する。したがって，EVEの減量は10→5mgだけでなく，病状に応じて10→7.5（10mg/5mgの隔日投与）→5mgも試みるとよい。
- EXEの減量は原則として不要である。
- 口腔粘膜炎に対するセルフケアに習熟した場合，口腔粘膜炎の状況によりEVEを5→10mgとすることも可能である。

✓ 間質性肺炎〔☞コラム⑥（p31）参照〕

治療開始前のマネジメント

- アベマシクリブ＋内分泌療法（☞p90）参照。

有害事象発生時のマネジメント

- アベマシクリブ＋内分泌療法（☞p90）参照。

減量のポイント

- 減量・休薬の基準は表1の通りであるが，原疾患のコントロールが不良な状況で合

表1 ● 間質性肺疾患に対する減量, 中止

Grade	症　状	投　与
1	無症候性, 画像のみ	減量も含め, 慎重に投与継続
2	症候性, 日常生活支障なし	症状改善まで休薬。再開時は5mgに減量
3	症候性, 日常生活に支障あり, 酸素を要する	直ちに投与中止し, ステロイド薬の使用を考慮。減量による再開は慎重な判断を要する
4	生命を脅かす。人工呼吸器を要する	直ちに投与を中止し, 適切な対応を行う。再開・再投与は禁忌

併した場合は無理に継続せず, 治療変更を考慮する。
- 休薬のみによる症状の改善を待てない場合は, プレドニゾロン（プレドニン®）を20〜30mg（0.5mg/kg）×1週間程度試みるのも有用である。

✓ 高血糖

治療開始前のマネジメント

- コントロール不良な糖尿病を合併している場合は, 本レジメンの使用は禁忌である。

減量のポイント

- 本レジメン開始後に生じた高血糖の場合は, 減量（7.5または5mg）により継続可能な場合が多い。
- 減量を試みても高血糖が持続する場合は, 必要に応じ経口血糖降下薬を併用する。

✓ 感染症

治療開始前のマネジメント

- 結核, ウイルス性肝炎の既往を病歴聴取およびウイルスマーカーにより確認する。
- HBV-DNAが陽性の場合は, ウイルス量の多寡および抗ウイルス薬内服の有無にかかわらず本レジメンは適用しない。
- 帯状疱疹の頻度が高いため, 初期症状（ピリピリ感, 発赤など）を見逃さないように指導する。

有害事象発生時のマネジメント

- 速やかにEVEを休薬し, 必要な処置を行う。
- 帯状疱疹・単純疱疹・細菌/真菌感染症の場合は, 感染の治癒をもってEVEを同量で再開可能である。

減量のポイント

■減量で対応するべきではない。

症例 67歳女性，ER陽性HER2陰性乳癌再発，肝転移

　身長158cm，体重51kg，PS 0。第一次化学療法としてパクリタキセル[PTX]＋ベバシズマブ[Bmab]療法を施行。約1.5年にわたりgood PR（部分奏効）を得ていたが，Grade 2の末梢神経障害を合併し，患者本人からの申し出により治療を終了。その後も化学療法の希望がなく，フルベストラント[FUL]（フェソロデックス®）療法を約1年継続した。肝転移の増大傾向あり，第二次内分泌療法としてEXE＋EVE療法を開始した。口腔粘膜炎および皮疹が投与5日前後より出現し，ステロイド軟膏（口腔内・皮膚）およびステロイドローション（頭皮）により対症療法を継続した。投与150日前後よりGrade 1の高血糖あり，また，投与200日前後の定期フォローアップCTで左上肺野に間質影の出現を認めた。呼吸器症状は認められなかったため，Grade 1間質性肺炎と診断した。これら有害事象の増悪を避けるため，EVEを10→5mg/日へ減量したところ高血糖の改善はみられたが腫瘍マーカーの上昇傾向があり，投与231日からEVEを5→7.5mg/日（10mgと5mgを隔日に内服するよう指示）へ増量した。その後，高血糖・間質性肺炎のいずれも増悪をみせず，385日にわたり病勢をコントロールできた。

文献

1) Baselga J, et al：Everolimus in postmenopausal hormone-receptor-positive advanced breast cancer. N Engl J Med. 2012；366(6)：520-9.
2) Piccart M, et al：Everolimus plus exemestane for hormone-receptor-positive, human epidermal growth factor receptor-2-negative advanced breast cancer：overall survival results from BOLERO-2. Ann Oncol. 2014；25(12)：2357-62.
3) Rugo HS, et al：Prevention of everolimus-related stomatitis in women with hormone receptor-positive, HER2-negative metastatic breast cancer using dexamethasone mouthwash(SWISH)：a single-arm, phase 2 trial. Lancet Oncol. 2017；18(5)：654-62.

（中本翔伍，渡邉純一郎）

II 進行再発乳癌

S-1 (TS-1)

投与スケジュール

●パターン1

S-1 (TS-1) 100mg/日[*1], 分2 (朝夕食後)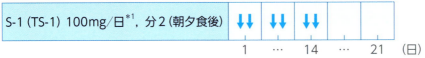

1 … 14 … 21 （日）

●パターン2

S-1 (TS-1) 100mg/日[*1], 分2 (朝夕食後)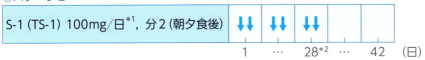

1 … 28[*2] … 42 （日）

[*1]: 体表面積, クレアチニンクリアランス (Ccr) に合わせて投与量を調整
[*2]: 当科では原則, パターン1の1〜14日内服, 1週間休薬の21日サイクルの投与法を行っている。パターン2より口腔粘膜炎, 食思不振, 悪心の頻度が低くなると言われている

●体表面積による投与量 (Ccrによる調整も必要)

体表面積	1回量
1.25 m^{2}未満	80mg
1.25 m^{2}以上1.5m^{2}未満	100mg
1.5m^{2}以上	120mg

投与例

●パターン1

day	投与順	投与量	投与方法
1〜14	1	テガフール・ギメラシル・オテラシルカリウム配合 [S-1 (TS-1)] (ティーエスワン®) 100mg/日	内服 (分2: 朝夕食後)

●パターン2

day	投与順	投与量	投与方法
1〜28	1	テガフール・ギメラシル・オテラシルカリウム配合 [S-1 (TS-1)] 100mg/日	内服 (分2: 朝夕食後)

適応・治療開始基準

- HER2陰性進行再発乳癌

SELECT BC試験[1]によりHER2陰性進行再発乳癌に対する第一次治療としてタキサン系薬剤に対する非劣性が証明された。

- 当科ではHER2陰性進行再発乳癌の骨軟部再発例・脱毛拒否例に使用している。

項　目	満たすべき数値	備　考
好中球数	≧2,000/μL	―
ヘモグロビン	≧9.0g/dL	―
血小板数	≧100,000/μL	―
AST，ALT	ULN（施設基準値上限）の2.5倍未満	・肝不全徴候を認めないこと ・肝転移による肝酵素上昇の場合はAST/ALTの基準を弾力的に運用する
総ビリルビン	ULNの1.5倍未満	
クレアチニン	ULNの上限以下	またはCcr≧50mL/分
その他	治療の支障となる臓器障害・活動性の感染症がない	―

慎重投与

- 骨髄機能低下状態（骨髄抑制の遷延）
- ワルファリンカリウム，フェニトインの使用（薬剤の作用が増強する可能性）
- 腎障害合併（副作用増強の可能性）
- 肝障害合併（肝障害悪化の可能性）
- 間質性肺炎の既往
- 耐糖能異常合併
- 心疾患の既往
- 消化管潰瘍の合併（症状増悪の可能性）
- 高齢者

効　果

- HER2陰性進行再発乳癌に対する一次化学療法として，テガフール・ギメラシル・オテラシルカリウム配合［S-1（TS-1）］とタキサン系抗癌剤を比較した日本での第3相試験（SELECT BC）[1]において，全生存期間（OS）におけるS-1（TS-1）のタキサン系抗癌剤に対する非劣性が証明された〔OS：S-1群35.0カ月，タキサン群37.2カ月（HR：1.05 95％CI：0.86-1.27）〕。

S-1（TS-1）有害事象マニュアル

有害事象の発現率と発現時期[1]

有害事象	発現率（%） All Grade	発現率（%） Grade 3/4	発現時期
✓ 好中球数減少	41.3	6.5	投与21〜35日後
発熱性好中球減少症	2.0	0.3	
貧血	50.8	1.3	投与28〜42日後
血小板数減少	35.8	1.3	
疲労	40.7	3.3	投与7〜35日後
食欲不振	37.1	2.6	投与7〜35日後
悪心	32.6	1.3	投与直後〜28日後
✓ 下痢	33.6	2.6	投与7〜28日後
口腔粘膜炎	25.7	1.3	投与14〜21日後
ALT増加	45.3	0	投与7〜35日後
血中ビリルビン増加	41.4	0.7	
✓ 角膜障害	当試験では頻度不明		1〜数サイクル経過後
涙道閉塞			

☑：「有害事象マネジメントのポイント」参照。

減量早見表

減量レベル	S-1（TS-1）	備考
初回投与量	100mg／日	―
−1	80mg／日	投与スケジュールの変更（4週投与2週休薬→2週投与1週休薬）も考慮
−2	中止	―

有害事象マネジメントのポイント

✓ 好中球数減少

治療開始前のマネジメント

- カペシタビン［CAP］など他のフルオロウラシル系薬剤と異なり，本薬剤の用量規制因子は骨髄抑制である。
- 経口薬は「副作用が少ない」というイメージがあるため，好中球数減少について十分説明し，感染予防に努めてもらう。38℃以上の急な発熱や37.5℃以上の持続する発熱があるときは，病院へ連絡するように指導しておく。

有害事象発生時のマネジメント

- Grade 3以上の好中球数減少出現時は減量，休薬，投与スケジュールの変更（4週投与2週休薬→2週投与1週休薬）などを考慮する。

減量のポイント

- 1段階減量（100→80mg/日など）を行う。

✓ 下 痢

治療開始前のマネジメント

- 下痢の頻度が高いことを説明し，排便回数の増加，水様性下痢の出現，腹痛などが出現した際には病院へ連絡するよう説明する。

有害事象発生時のマネジメント

- Grade 2（ベースラインと比して4回/日以上の排便回数の増加または静脈的補液を要する）以上の下痢が出現した際には直ちに休薬し，適切な処置を行う。
- Grade 2以上の下痢出現時は減量，休薬，投与スケジュールの変更（4週投与2週休薬→2週投与1週休薬）などを考慮する。

減量のポイント

- 1段階減量（100→80mg/日など）を行う。

✓ 角膜障害

治療開始前のマネジメント

- 症状は眼乾燥感，眼痛，流涙など様々である。抗癌剤との関連性が気づかれにくい有害事象であるが，抗癌剤が涙液から分泌されて生じる可能性があることを説明しておく。
- ドライアイなどを合併している場合は眼科医との連携が必要である。

有害事象発生時のマネジメント

- 症状発現時は市販品のソフトサンティア®などを使用するが，他の眼科的疾患の有無を確認するため，眼科専門医の受診が望ましい。

減量のポイント

- 症状に応じて1段階減量（100→80mg/日など）を行う。

症例　49歳女性，ER陽性HER2陽性進行乳癌，骨転移

身長168cm，体重50kg，PS 0。第二次化学療法としてS-1（TS-1）（ティーエスワン®）100mg/日を開始。開始時の好中球数は1,648/μL。1サイクル終了時（2サイクル目開始予定日）の好中球数は928/μLと回復が不十分であり，また，S-1（TS-1）内服中の疲労も一時Grade 2まで増悪がみられたため，治療を1週間延期し，用量も1段階減量（100→80mg/日）としたところ，次サイクル以降は治療の遅延や疲労の増悪を認めず，半年間にわたり治療の継続が可能であった。

文献

1) Takashima T, et al：Taxanes versus S-1 as the first-line chemotherapy for metastatic breast cancer(SELECT BC)：an open-label, non-inferiority, randomised phase 3 trial. Lancet Oncol. 2016；17(1)：90-8.

（中本翔伍，渡邉純一郎）

II 進行再発乳癌

エリブリン（＋トラスツズマブ）

投与スケジュール

エリブリンメシル酸塩 1.4mg/m², 5分		↓		↓		
Tmab 8 (→6) mg/kg[*1], 1.5時間 (→30分)[*2]		↓				
		1	…	8[*3]	…	21 (日)

上記3週(21日)を1サイクルとする。HER2陽性の場合，Tmabを追加する。
*1：2サイクル目以降は6mg/kgに減量。HER2陽性進行再発乳癌の場合にTmabと併用する
*2：初回投与に問題がなければ2サイクル目以降は30分まで短縮可
*3：病状・骨髄抑制・通院頻度などを考慮し8日目は予定しない場合あり

投与例：HER2陰性進行再発乳癌

day	投与順	投与量	投与方法
1, 8	1	デキサメタゾンリン酸エステルナトリウム（デキサート®）1mL (3.3 mg) + 生食 50mL	点滴静注本管 (15分)
	2	エリブリンメシル酸塩（ハラヴェン®）1.4mg/m² + 生食 50mL	点滴静注本管 (5分)
	3	生食 50mL	点滴静注本管 (5分)

投与例：HER2陽性進行再発乳癌

day	投与順	投与量	投与方法
1	1	トラスツズマブ [Tmab]（ハーセプチン®）8 (→6) mg/kg + 生食 250mL	点滴静注本管 (1.5時間→30分)
	2	デキサメタゾンリン酸エステルナトリウム 1mL (3.3 mg) + 生食 50mL	点滴静注本管 (15分)
	3	エリブリンメシル酸塩 1.4mg/m² + 生食 50mL	点滴静注本管 (5分)
	4	生食 50mL	点滴静注本管 (5分)
8	1	デキサメタゾンリン酸エステルナトリウム 1mL (3.3mg) + 生食 50mL	点滴静注本管 (15分)
	2	エリブリンメシル酸塩 1.4mg/m² + 生食 50mL	点滴静注本管 (5分)
	3	生食 50mL	点滴静注本管 (5分)

適応・治療開始基準

■ HER2陰性進行再発乳癌

エリブリンメシル酸塩はアンスラサイクリン系/タキサン系薬剤耐性例において頻用される。これはアンスラサイクリン系/タキサン系薬剤耐性例を対照とした305試験[1]（通称EMBRACE試験，進行再発乳癌に対する前治療歴2-5レジメン）および305試験と301試験（前治療歴2レジメン）の統合解析結果[2]において，エリブリンメシル酸塩が主治医選択（treatment of physician's choice：TPC）群に対し全生存期間（OS）を有意に延長したことによる。

■ HER2陽性進行再発乳癌

現在，HER2陽性進行再発乳癌における第一次治療はドセタキセル水和物［DTX］＋ペルツズマブ［PER］＋トラスツズマブ［Tmab］，第二次治療はトラスツズマブ エムタンシン［T-DM1］と認識されている。しかしながら，本療法は単アームの第2相試験ではあるが，術前・術後Tmab既治療例を多く含む臨床試験において70％以上の奏効率（RR）と約12カ月に及ぶ奏効期間を示し，HER2陽性進行再発乳癌における有力な治療選択肢のひとつである。欠点として，通院の頻度がT-DM1に比べ多くなることが挙げられる。

● 各サイクル投与1日目

項　目	満たすべき数値	備　考
好中球数	≧1,500/μL	骨髄機能低下例では弾力的に運用
ヘモグロビン	≧8.0g/dL	―
血小板数	≧75,000/μL	
AST，ALT	ULN（施設基準値上限）の5倍未満	・肝不全徴候を認めないこと ・肝転移による肝酵素上昇の場合はAST/ALTの基準を弾力的に運用する
総ビリルビン	≦2.0mg/dL	
クレアチニン	≦1.5mg/dL	またはクレアチニンクリアランス（Ccr）≧50mL/分
その他	治療の支障となる臓器障害・活動性の感染症がない	―

● 各サイクル投与8日目

項　目	満たすべき数値	備　考
好中球数	≧1,000/μL	投与1日目と異なる
ヘモグロビン	≧8.0g/dL	―
血小板数	≧50,000/μL	投与1日目と異なる
AST，ALT	ULNの5倍未満	・肝不全徴候を認めないこと ・肝転移または薬剤熱による肝酵素上昇の場合はAST/ALTの基準を弾力的に運用する
総ビリルビン	≦2.0mg/dL	
クレアチニン	≦1.5mg/dL	またはCcr≧50mL/分
その他	治療の支障となる臓器障害・活動性の感染症がない	―

慎重投与・禁忌

- HER2陽性進行再発乳癌

Tmabは，以下の患者は心不全などの心障害が現れる可能性があり注意が必要である。

- アンスラサイクリン系薬剤の投与歴
- 胸部への放射線治療歴
- うっ血性心不全，治療を要する不整脈の合併
- 冠動脈疾患の合併
- 高血圧
- 左室駆出率の低下

- エリブリンメシル酸塩はその約8割が胆汁中排泄であり，一部はCYP3A4により代謝されるため，肝機能障害（特に胆汁うっ滞傾向を示す状態）を有する患者においては減量など慎重な投与計画が必要である。

- 骨髄機能低下（放射線治療の既往，骨髄癌腫症の合併）あり（骨髄抑制遷延の可能性）
- 肝・腎機能障害の合併（副作用の発現頻度が増加）
- 高齢者

効 果

- HER2陰性進行再発乳癌

進行再発乳癌に対するエリブリンメシル酸塩の効果を検証した，EMBRACE試験（前治療歴2-5レジメン）と301試験（前治療2レジメンまで）の統合解析[2]では，OSにおいてエリブリン群15.2カ月，コントロール群12.8カ月と，有意に予後の改善がみられた（HR：0.85 95％CI：0.77-0.95）。また，サブグループ解析では，triple negative（TN）群においてもOSの改善がみられた（HR：0.74 95％CI：0.60-0.92）。

アンスラサイクリン系/タキサン系治療歴を有する進行再発乳癌を対象とした国内第2相試験では，RRは21.3％，無増悪生存期間（PFS）中央値3.7カ月，OS中央値11.1カ月であった[3]。当科における後方視的解析によれば，エリブリンメシル酸塩はER陽性HER2陰性進行再発乳癌のOSを単変量・多変量いずれの解析でも有意に延長した[4]。

- HER2陽性進行再発乳癌

HER2陽性進行再発乳癌に対する第一次治療としての，エリブリンメシル酸塩＋Tmabの効果を検討した第2相試験[5]において，RRは71.2％，PFS中央値は11.6カ月であった。また，同様のサブセットにおける国内での第2相試験[6]において，RRは53.6％，PFS中央値は344日であった。

エリブリン（＋トラスツズマブ）有害事象マニュアル

有害事象の発現率と発現時期[2]

有害事象	発現率（％） All Grade	発現率（％） Grade 3以上	発現時期
✓ 好中球数減少	52	45	投与10〜14日後
疲労	54	9	投与数日後
末梢神経障害	35	9	投与数週間後
貧血	19	3	投与数週間後
脱毛症	45	―	投与2〜3週間後
悪心	35	1	投与1〜数日後
便秘	25	1	投与1〜数日後
関節痛	22	＜1	投与1〜3日後
体重減少	21	1	投与数週間後
✓ 発熱	21	1	投与1〜3日後
頭痛	19	＜1	投与1〜3日後
呼吸困難	16	4	投与直後

☑：「有害事象マネジメントのポイント」参照。

減量早見表

減量レベル	エリブリンメシル酸塩	備考
初回投与量	1.4mg/m²	医療経済を考慮し，当科では2.0mg/bodyを上限としている
−1	1.1mg/m²	―
−2	0.7mg/m²	―

有害事象マネジメントのポイント

- エリブリンメシル酸塩とTmabを併用しても新たに出現または有意に増強される特異的な有害事象は報告されていない。Tmabによる有害事象マネジメントのポイントは抗HER2療法（☞p126）参照。

✓ 好中球数減少

治療開始前のマネジメント

- 好中球数減少について十分説明し，感染予防に努めてもらう。38℃以上の急な発熱や37.5℃以上の持続する発熱があるときは，病院へ連絡するように指導しておく。
- ただし，投与による薬剤熱（投与後1〜3日にみられる）との区別が必要であること

から，好中球数減少の時期（投与10〜14日後）についても説明する。

有害事象発生時のマネジメント

- Grade 3以上の好中球数減少出現時，減量，休薬および投与間隔の調整（2投1休→3週ごと）を考慮する。
- 発熱性好中球減少症に対する一次予防としてのペグフィルグラスチム［PEG G-CSF］の適応はない。

減量のポイント

- 大柄な女性である場合を除き，1回投与量は2mg（標準的な体躯の女性で1.2〜1.3mg/m^2）で臨床的効果は十分である。
- 他の治療選択肢がない場合を除き0.7mg/m^2までの減量は行わない。

✓ 発　熱

治療開始前のマネジメント

- 前述の通り，発熱性好中球減少症との区別をあらかじめ説明しておく。
- 薬剤熱としての発熱は一般的に初回〜数回目の投与まで出現する。

- 薬剤熱の場合，一過性の肝機能障害を伴うことが多い。

有害事象発生時のマネジメント

- 出現時期やその他の症状をよりどころに発熱性好中球減少症と鑑別する。
- 薬剤熱の可能性が高ければ，クーリングやNSAIDsで対症的に治療する。

減量のポイント

- 薬剤熱にしばしば合併する肝機能障害が高度（Grade＞2）である場合は減量を考慮する。

53歳女性，ER陽性HER2陽性再発乳癌，局所再発，肝・骨転移

身長155cm，体重61.8kg，PS 1。ER陽性HER2陽性再発乳癌（肝・骨転移）。
第三次化学療法としてエリブリンメシル酸塩療法を施行。約8カ月間奏効も既存病変がPDで治療終了。その後，肺転移・脳転移などを合併したが，PS 1を維持していたため第六次化学療法としてエリブリンメシル酸塩療法を再度施行。約4カ月にわたり病勢をコントロールできた。

文献

1) Cortes J, et al:Eribulin monotherapy versus treatment of physician's choice in patients with metastatic breast cancer (EMBRACE):a phase 3 open-label randomised study. Lancet. 2011;377(9769):914-23.
2) Twelves C, et al:Efficacy of eribulin in women with metastatic breast cancer:a pooled analysis of two phase 3 studies. Breast Cancer Res Treat. 2014;148(3):553-61.
3) Aogi K, et al:A phase Ⅱ study of eribulin in Japanese patients with heavily pretreated metastatic breast cancer. Ann Oncol. 2012;23(6):1441-8.
4) Watanabe J:Eribulin monotherapy improved survivals in patients with ER-positive HER2-negative metastatic breast cancer in the real world:a single institutional review. Springerplus. 2015;4:625.
5) Wilks S, et al:Phase 2, multicenter, single-arm study of eribulin mesylate with trastuzumab as first-line therapy for locally recurrent or metastatic HER2-positive breast cancer. Clin Breast Cancer. 2014;14(6):405-12.
6) Sakaguchi K, et al:Phase Ⅱ Clinical Trial of First-line Eribulin Plus Trastuzumab for Advanced or Recurrent HER2-positive Breast Cancer. Anticancer Res. 2018;38(7):4073-81.

（中本翔伍，渡邉純一郎）

II 進行再発乳癌

オラパリブ

投与スケジュール

オラパリブ 600mg/日，分2（12時間ごと）

1 … 28 （日）

上記4週（28日）を1サイクルとする。

投与例

day	投与順	投与量	投与方法
1〜28	1	オラパリブ（リムパーザ®）600mg/日	内服（12時間ごと）

適応・治療開始基準

- 手術不能または再発乳癌

癌化学療法歴のある*BRCA*遺伝子変異陽性かつHER2陰性の手術不能，または再発乳癌に対して使用される。癌化学療法歴の中には，アンスラサイクリン系抗癌剤およびタキサン系抗癌剤が含まれる。コンパニオン診断としてのBRACAnalysis®による，*BRCA*遺伝子変異検査における*BRCA1/2*遺伝子の病的変異（または病的変異疑い）が認められた患者を対象とする。

項　目	満たすべき数値	備　考
好中球数	≧1,500/μL	―
ヘモグロビン	≧9.0g/dL	―
血小板数	≧100,000/μL	―
AST，ALT	ULN（施設基準値上限）の2.5倍以下	肝転移がある場合はULNの5倍以下
総ビリルビン	ULNの1.5倍以下	―
クレアチニン		
その他	治療の支障となる臓器障害・活動性の感染症がない	―

慎重投与・禁忌

- 肝機能障害の合併（血中濃度上昇の可能性）
- 腎障害合併（血中濃度上昇の可能性，減量の検討）
- CYP3A4を阻害，誘導する薬剤との併用（血中濃度変化の可能性）
- 骨髄機能低下状態（骨髄抑制の遷延）
- 間質性肺炎の既往
- 心疾患の既往
- 高齢者

効果

- *BRCA*遺伝子変異陽性で，アンスラサイクリン系およびタキサン系化学療法既治療のHER2陰性の手術不能，または再発乳癌に対して，オラパリブと医師が選択した化学療法（カペシタビン［CAP］，ビノレルビン酒石酸塩［VNR］またはエリブリンメシル酸塩）を比較した国際共同第3相試験（OlympiAD試験）において，無増悪生存期間（PFS）と奏効率（RR）はオラパリブ群で有意に改善していたが，全生存期間（OS）では有意差がみられなかった〔PFS：オラパリブ群7.0カ月，化学療法群4.2カ月（HR：0.58 95％CI：0.43-0.80），RR：オラパリブ群59.9％，化学療法群28.8％，OS：オラパリブ群19.3カ月，化学療法群19.6カ月（HR：0.90 95％CI：0.63-1.29)〕。

オラパリブ 有害事象マニュアル

有害事象の発現率と発現時期[1]

有害事象	発現率(%) All Grade	発現率(%) Grade 3/4	発現時期
✓ 悪心・嘔吐	58	0	投与数日後, 以後も持続
✓ 貧血	40	16	投与数日後
✓ 好中球数減少	27	9	投与数日後
疲労	29	3	投与数日後, 以後も持続
下痢	21	0.5	投与数日後, 以後も持続
頭痛	20	1	投与数日後, 以後も持続
咳嗽	17	0	投与数日後, 以後も持続
食欲不振	16	0	投与数日後, 以後も持続
発熱	14	0	投与数日後, 以後も持続
間質性肺炎	頻度不明		投与数週間後

☑:「有害事象マネジメントのポイント」(☞ p112)参照。

減量早見表

減量レベル	オラパリブ
初回投与量	600mg/日
−1	500mg/日
−2	400mg/日
−3	中止

減量基準(表1)[2]

表1 ● 副作用発現時の用量調節基準

副作用	程度*	処置	再開時の投与量
貧血	ヘモグロビン値がGrade 3または4の場合	ヘモグロビン値≧9g/dLに回復するまで最大4週間休薬する	・1回目の再開の場合, 減量せずに投与する ・2回目の再開の場合, 250mg1日2回で投与する ・3回目の再開の場合, 200mg1日2回で投与する
好中球数減少	Grade 3または4の場合	Grade 1以下に回復するまで休薬する	
血小板数減少		Grade 1以下に回復するまで最大4週間休薬する	減量せずに投与する
上記以外の副作用		Grade 1以下に回復するまで休薬する	

*:GradeはNCI-CTCAE ver4.0に準じる

(文献2より引用)

有害事象マネジメントのポイント

✓ 悪心・嘔吐

治療開始前のマネジメント

注意！
- オラパリブ（リムパーザ®）による悪心・嘔吐は内服開始後早期に認めやすく，頻度が高いことを説明する。

有害事象発生時のマネジメント

- 無理に食事をせず，水分の補給を心がけるように指導する。必要に応じて制吐薬（メトクロプラミド錠やドンペリドン錠など）の頓用または予防的内服，オラパリブ（リムパーザ®）の減量・休薬を適宜行う。

✓ 貧血

治療開始前のマネジメント

注意！
- 貧血について十分説明し，かつ輸血が必要になる場合があることを説明しておく。

有害事象発生時のマネジメント

- 貧血は内服開始後早期，概して3カ月以内に多く認める。原則として減量・休薬で対応可能だが，臨床試験においてオラパリブ（リムパーザ®）群の18％で輸血療法が行われており，benefit/harmを考慮した上で輸血療法にて対応する。

✓ 好中球数減少

治療開始前のマネジメント

注意！
- 経口薬は「副作用が少ない」というイメージがあるため，好中球数減少について十分説明し，感染予防に努めてもらう。38℃以上の急な発熱や37.5℃以上の持続する発熱があるときは，病院へ連絡するように指導しておく。

有害事象発生時のマネジメント

- Grade 3以上の好中球数減少出現時は減量・休薬を適宜行う。

> **症例** 60歳女性，triple negative右進行乳癌，リンパ節転移
>
> 　身長150cm，体重50kg，PS 0。右進行乳癌（切除不能乳癌）に対してEC療法，ドセタキセル水和物[DTX]療法を施行後の第三次治療としてオラパリブを開始した。2サイクル目にGrade 3の貧血を認めたが休薬により改善したため，1段階減量で再開した。その後もGrade 2の貧血は認めるものの，治療を継続できている。

文献

1) Robson M, et al：Olaparib for Metastatic Breast Cancer in Patients with a Germline BRCA Mutation. N Engl J Med. 2017；377(6)：523-33.
2) アストラゼネカ株式会社：リムパーザ®添付文書［2018年7月改訂（第3版）］．

〈中本翔伍，渡邉純一郎〉

II 進行再発乳癌

カペシタビン（＋トラスツズマブ）

投与スケジュール

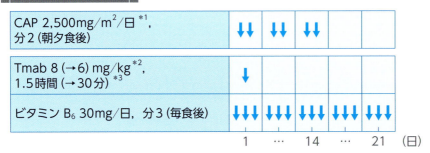

上記3週（21日）を1サイクルとする。HER2陽性の場合，Tmabを追加する。
* 1：状態に合わせて投与量は適宜減量
* 2：2回目以降は6mg/kg。HER2陽性進行再発乳癌の場合にTmabと併用する
* 3：初回投与時重篤な副作用が認められなければ，2回目以降は順次1時間→30分まで短縮可

● 体表面積による投与量

体表面積	1回用量
1.33m^2未満	1,500mg（5錠）
1.33m^2以上1.57m^2未満	1,800mg（6錠）
1.57m^2以上1.81m^2未満	2,100mg（7錠）
1.81m^2以上	2,400mg（8錠）

投与例：HER2陰性進行再発乳癌

day	投与順	投与量	投与方法
1〜14	1	カペシタビン[CAP]（ゼローダ®）2,500mg/m^2/日	内服（分2：朝夕食後）
1〜21	2	ビタミンB₆〔ピリドキサールリン酸エステル水和物（ピドキサール®）〕30mg/日	内服（分3：毎食後）

投与例：HER2陽性進行再発乳癌

day	投与順	投与量	投与方法
1〜14	1	カペシタビン [CAP] 2,500mg/m^2/日	内服（分2：朝夕食後）
1〜21	2	ビタミンB_6（ピリドキサールリン酸エステル水和物）30mg/日	内服（分3：毎食後）
1	3	トラスツズマブ [Tmab]（ハーセプチン®）8（→6）mg/kg ＋ 生食 250mL	点滴末梢本管（1.5時間→30分）
	4	生食 50mL	点滴末梢本管（5分）

適応・治療開始基準

- HER2陰性進行再発乳癌

  欧米ではHER2陰性進行再発乳癌の第二次治療以降で頻用されるレジメンである。エリブリンメシル酸塩（☞p103）の登場により治療ラインが後退したが，脱毛を受け入れられない例など，広い適応を有する。

- 当科では内臓転移を伴わないHER2陰性再発乳癌の第一次治療として使用することが最も多いが，減量して第四次治療以降で使用することも多い。

  S-1（TS-1）療法（☞p98）との違いは，①骨髄抑制が少ない，②下痢が少ない，③手足症候群が多いなどである。

- HER2陽性進行再発乳癌

  脱毛を受容できない例での第二次治療以降として使用することがある。

項目	満たすべき数値	備考
好中球数	≧1,500/μL	減量すれば≧1,000/μLでも開始可能
ヘモグロビン	≧9.0g/dL	大球性の貧血を合併することがある
血小板数	≧75,000/μL	—
AST，ALT	ULN（施設基準値上限）の5倍未満	・肝不全徴候を認めないこと ・肝転移による肝酵素上昇の場合はAST/ALTの基準を弾力的に運用する
総ビリルビン	≦2.0mg/dL	・日本人に多い体質性黄疸では注意が必要
クレアチニン	≦1.5mg/dL	またはクレアチニンクリアランス（Ccr）≧50mL/分
その他	治療の支障となる臓器障害・活動性の感染症がない	—

慎重投与

■ トラスツズマブ［Tmab］は，以下の患者は心不全などの心障害が現れる可能性があり注意が必要である。

> - アンスラサイクリン系薬剤の投与歴
> - 胸部への放射線治療歴
> - うっ血性心不全，治療を要する不整脈の合併
> - 冠動脈疾患の合併
> - 高血圧
> - 左室駆出率の低下

■ その他，以下の患者には注意が必要である。

> - ワルファリンカリウム，フェニトインの使用（CYP2C9の酵素活性が低下し，薬剤の作用が増強する可能性）
> - 腎・肝機能障害合併（副作用増強の可能性）
> - 冠動脈疾患の既往（心障害の可能性）
> - 消化管潰瘍の合併（症状増悪の可能性）
> - 高齢者

効　果

■ HER2陰性進行再発乳癌

前治療歴が2レジメン以下の転移進行乳癌患者において，カペシタビン［CAP］の奏効率（RR）は35％，無増悪期間（TTP）6.6カ月，全生存期間（OS）10.0カ月であった[1]。

■ HER2陽性進行再発乳癌

Tmabによる治療中に病状進行した，HER2陽性転移進行乳癌に対するCAPとTmab併用療法の効果は，TTP 8.2カ月，OS 25.5カ月，奏効率（RR）48.1％であった[2]。

カペシタビン（＋トラスツズマブ）
有害事象マニュアル

有害事象の発現率と発現時期[1]

有害事象	発現率 (%)		発現時期
	All Grade	Grade 3/4	
✓ 手掌・足底発赤知覚不全症候群	34.7	7.6	1〜数サイクル後
✓ 下痢	29.8	9.0	投与10〜14日後
□ 悪心	26.8	1.7	投与1〜7日後
□ 疲労	9.0	0.6	不定
□ 粘膜炎	8.2	1.9	投与10〜14日後
□ 腹痛	8.2	1.1	不定
□ 口腔粘膜炎	7.0	0.5	投与10〜14日後
□ 食欲不振	6.7	0.5	投与1〜14日後
□ 涙道障害	当試験では頻度不明		数サイクル後
□ 末梢神経障害	当試験では頻度不明		数サイクル後

☑：「有害事象マネジメントのポイント」参照。

減量早見表

体表面積	減量レベル	
	-1	-2
1.13m² 未満	900mg	600mg
1.13m² 以上1.21m² 未満	1,200mg	600mg
1.21m² 以上1.45m² 未満	1,200mg	900mg
1.45m² 以上1.69m² 未満	1,500mg	900mg
1.69m² 以上1.77m² 未満	1,500mg	1,200mg
1.77m² 以上	1,800mg	1,200mg

有害事象マネジメントのポイント

- CAPとTmabを併用しても新たに出現，または有意に増強される特異的な有害事象は報告されていない。Tmabによる有害事象マネジメントのポイントは抗HER2療法（☞p126）参照。

✓ 手掌・足底発赤知覚不全症候群（手足症候群）

治療開始前のマネジメント

- 頻度の高い有害事象であり，美容上のデメリットがあることを事前に説明する。
- 予防的にビタミンB_6内服および保湿剤〔ヘパリン類似物質（ヒルドイド®ソフト軟膏）〕を処方し，セルフケアを促す。

- 紫外線への曝露を避けるよう指導する（帽子・長袖の衣服，サンダルの禁止など）。

有害事象発生時のマネジメント

- Grade 2以上の手足症候群が出現した場合は減量・休薬を行う。
- Grade 3の手足症候群が出現した場合は治療を中止し，皮膚科専門医のもと，適切な処置を行う。

減量のポイント

- 1段階減量を行う。

✓ 下 痢

治療開始前のマネジメント

- S-1（TS-1）療法（☞p101）より頻度・程度は低い。
- 排便回数の増加，水様性下痢の出現，腹痛などが出現した際には病院へ連絡するよう説明する。

有害事象発生時のマネジメント

- Grade 2（ベースラインと比べ4回／日以上の排便回数の増加または静脈的補液を要する）以上の下痢が出現した際には直ちに休薬し，適切な処置を行う。
- Grade 2以上の下痢出現時は減量，休薬などを考慮する。

減量のポイント

- 1段階減量を行う。

症例 **55歳女性，ER陽性HER2陰性左進行乳癌，肺転移・肝転移・骨転移**

身長163cm，体重58kg，PS 0。左進行乳癌にて当科紹介。原発巣生検の結果，ER陽性HER2陰性。内臓病変あり，化学療法の適応と考え，治験（アブラキサン® P3）へ組み入れ，5サイクルまで施行した。腫瘍評価はSD（安定）であったがGrade 3の末梢神経障害を認めprotocol offとなった。

第二次化学療法としてCAP療法を開始した。予防投与としてピリドキサールリン酸エステル水和物（ピドキサール®）60mg/日およびヘパリン類似物質（ヒルドイド®ソフト軟膏）を併用。4サイクル中からGrade 1の手足症候群が出現。効果もあることから1段階の減量を行った。8サイクル頃から手足症候群がGrade 2へ増悪したが，休薬期間を1→2週へ延長することで徐々に改善した。現在は1段階減量および患者判断による休薬期間の延長（1→2週）により，手足症候群はGrade 1のまま治療を42サイクルまで継続中できた。

文献

1) Venturini M, et al：An open-label, multicenter study of outpatient capecitabin monotherapy in 631 patients with pretreated advanced breast cancer. Oncology. 2007；72(1-2)：51-7.
2) von Minckwitz G, et al：Trastuzumab beyond progression in human epidermal growth factor receptor 2-positive advanced breast cancer：a German Breast Group 26/Breast International Group 03-05 study. J Clin Oncol. 2009；27(12)：1999-2006.

（中本翔伍，渡邉純一郎）

II 進行再発乳癌

ゲムシタビン（＋トラスツズマブ）

投与スケジュール

GEM 1,250mg/m² ，30分	↓	↓		
Tmab 8 (→6) mg/kg*¹，1.5時間 (→30分)*²	↓			
	1　…　8　…　15　…　21　（日）			

上記3週（21日）を1サイクルとする。HER2陽性の場合，Tmabを追加する。
＊1：2回目以降は6mg/kg。HER2陽性進行再発乳癌の場合にTmabと併用する
＊2：初回投与に問題なければ2回目以降は30分

投与例：HER2陰性進行再発乳癌

day	投与順	投与量	投与方法
1, 8	1	デキサメタゾンリン酸エステルナトリウム（デキサート®） 2mL (6.6mg) ＋ 生食 50 mL	点滴静注本管 (15分)
	2	ゲムシタビン塩酸塩 [GEM]（ジェムザール®）1,250mg/m² ＋ 維持液（3号）（ソルデム®3A）200mL	点滴静注本管 (30分)
	3	生食 50mL	点滴静注本管 (5分)

投与例：HER2陽性進行再発乳癌

day	投与順	投与量	投与方法
1	1	トラスツズマブ [Tmab]（ハーセプチン®）8 (→6) mg/kg ＋ 生食 250 mL	点滴末梢本管 (1.5時間→30分)
	2	デキサメタゾンリン酸エステルナトリウム 2mL (6.6mg) ＋ 生食 50 mL	点滴静注本管 (15分)
	3	ゲムシタビン塩酸塩 [GEM] 1,250mg/m² ＋ 維持液（3号）200mL	点滴静注本管 (30分)
	4	生食 50mL	点滴静注本管 (5分)
8	1	デキサメタゾンリン酸エステルナトリウム 2mL (6.6mg) ＋ 生食 50 mL	点滴静注本管 (15分)
	2	ゲムシタビン塩酸塩 [GEM] 1,250mg/m² ＋ 維持液（3号）200mL	点滴静注本管 (30分)
	3	生食 50mL	点滴静注本管 (5分)

適応・治療開始基準

- 手術不能または再発乳癌

毒性のプロファイルがマイルドであることから，特にER陽性HER2陰性進行再発乳癌のタキサン系薬・エリブリンメシル酸塩耐性例，すなわち多剤耐性，pre-terminal例に対し，当科でしばしば用いるレジメンである。

一方で，抗HER2療法の選択肢が広いことから，HER2陽性進行再発乳癌における適応は乏しい。当科では原則として使用しない。

●各サイクル投与1日目

項　目	満たすべき数値	備　考
好中球数	≧1,500/μL	―
ヘモグロビン	≧8.0g/dL	―
血小板数	≧75,000/μL	―
AST，ALT	ULN（施設基準値上限）の5倍未満	・肝不全徴候を認めないこと ・肝転移による肝酵素上昇の場合はAST/ALTの基準を弾力的に運用する
総ビリルビン	≦2.0mg/dL	
クレアチニン	≦1.5mg/dL	またはクレアチニンクリアランス（Ccr）≧50mL/分
その他	治療の支障となる臓器障害・活動性の感染症がない	―

●各サイクル投与8日目

項　目	満たすべき数値	備　考
好中球数	≧1,000/μL	投与1日目と異なる
ヘモグロビン	≧8.0g/dL	―
血小板数	≧50,000/μL	投与1日目と異なる
AST，ALT	ULNの5倍未満	・肝不全徴候を認めないこと ・肝転移または薬剤熱による肝酵素上昇の場合はAST/ALTの基準を弾力的に運用する
総ビリルビン	≦2.0mg/dL	
クレアチニン	≦1.5mg/dL	またはCcr≧50mL/分
その他	治療の支障となる臓器障害・活動性の感染症がない	―

慎重投与

- 骨髄機能低下あり（骨髄抑制遷延のリスク）
- 間質性肺炎の既往，または合併症（間質性肺炎悪化の可能性）
- 胸壁または椎体への放射線治療の既往（間質性肺疾患のリスク上昇）
- 肝機能障害合併（肝機能の悪化の可能性）
- 腎機能障害合併（副作用増強の可能性）

- 高齢者
- HER2陽性進行再発乳癌

  トラスツズマブ［Tmab］では，以下の患者は心不全などの心障害が現れる可能性があり，注意が必要である。

  > - アンスラサイクリン系薬剤の投与歴
  > - 胸部への放射線治療歴
  > - うっ血性心不全，治療を要する不整脈の合併
  > - 冠動脈疾患の合併
  > - 高血圧・左室駆出率の低下

効　果

- HER2陰性進行再発乳癌

  アンスラサイクリン系およびタキサン系薬による化学療法歴を有する転移，再発乳癌患者を対象とした国内第2相試験[1]では，奏効率（RR）8.1％，無増悪期間（TTP）92.0日，全生存期間（OS）17.8カ月であった。

- HER2陽性進行再発乳癌

  二次治療以降のHER2陽性進行再発乳癌に対して，ゲムシタビン塩酸塩［GEM］とTmabの有効性を検討した第2相試験において，RRは38％，TTPは5.8カ月，OSは14.7カ月であった[2]。

ゲムシタビン（＋トラスツズマブ）
有害事象マニュアル

有害事象の発現率と発現時期[1]

有害事象	発現率 (%)		発現時期
	All Grade	Grade 3 以上	
✓ 好中球数減少	95.2	58.1	投与10～14日後
✓ AST/ALT増加	64.5～77.4	4.8～12.9	投与7～14日後
□ 貧　血	71.0	1.6	投与7～14日後
✓ 倦怠感	45.2	1.6	投与数日後
□ 食欲不振	45.2	1.6	投与数日後
□ 発　熱	21.0	1.6	投与1～3日後
□ 下　痢	16.1	1.6	投与7～14日後
□ 四肢痛	16.1	1.6	投与1～3日後
✓ 間質性肺炎	1.0	—	数サイクル経過後
□ 発　疹	当試験では頻度不明		投与1～14日後
□ 注入部位血管外漏出	当試験では頻度不明		投与中

☑：「有害事象マネジメントのポイント」参照。

減量早見表

減量レベル	GEM
初回投与量	1,250mg/m²
−1	1,000mg/m²
−2	中　止

有害事象マネジメントのポイント

- GEMとTmabを併用しても新たに出現または有意に増強される特異的な有害事象は報告されていない。Tmabによる有害事象マネジメントのポイントは抗HER2療法（☞p126）参照。

✓ 好中球数減少

治療開始前のマネジメント

- 好中球数減少について十分説明し，感染予防に努めてもらう。38℃以上の急な発熱や37.5℃以上の持続する発熱があるときは，病院へ連絡するように指導しておく。
- ただし，投与による薬剤熱（投与後1～3日にみられる）との区別が必要であるため，好中球数減少の時期（投与10～14日後）についても説明する。
- GEMの点滴時間を30→60分に長くすると，骨髄抑制などの副作用が増強すること

が知られているため，投与時間は30分とする。

有害事象発生時のマネジメント

- Grade 3以上の好中球数減少出現時，減量，休薬および投与間隔の調整（2投1休→3週ごと）を考慮する。
- 発熱性好中球減少症に対する一次予防としてのペグフィルグラスチム［PEG G-CSF］の適応はない。

減量のポイント

- 1,250→1,000mg/m² で対応する。

✓ AST／ALT増加

治療開始前のマネジメント

- 本レジメンの適応は pre-terminal の状態が多く，程度の差はあれ既にAST／ALT上昇を認めることが多いため，治療の適応は慎重に判断する。

有害事象発生時のマネジメント

- Grade 3以上のAST／ALT上昇時は休薬（もしくは中止）を考慮する。

減量のポイント

- 1,250→1,000mg/m² で対応する。

✓ 倦怠感

治療開始前のマネジメント

- 出現時期に関し説明し，理解を得る。

有害事象発生時のマネジメント

- 特異的なマネジメントの方法はなく，休息などで対応する。

減量のポイント

- 倦怠感が強い場合は1,250→1,000mg/m² へ減量し，治療を継続する。
- 上記の減量により改善しない場合は本レジメンは中止するべきである。

✓ **間質性肺炎** [☞コラム⑥(p31)参照]

治療開始前のマネジメント

- アベマシクリブ＋内分泌療法(☞p90)参照。

有害事象発生時のマネジメント

- アベマシクリブ＋内分泌療法(☞p90)参照。

減量のポイント

- Grade 1の間質性肺炎の場合は，治療上の有益性を十分考慮した上で1,250→1,000 mg/m^{2}へ減量し，治療を継続する。
- 本レジメンの適応から考慮し，Grade 2以上の間質性肺炎が出現した場合は本レジメンは中止するべきである。

症例　66歳女性，ER陽性HER2陰性乳癌再発，肝転移・骨転移・膵転移

身長150cm，体重54kg，PS 1。アンスラサイクリン系薬・タキサン系薬・エリブリンメシル酸塩・カペシタビン[CAP]耐性に対し，緩和的化学療法GEM療法を開始。1,250 mg/m^{2}の2投1休を予定したが，投与8日目でのGrade 3好中球数減少による治療スキップを繰り返したため，1,250→1,000mg/m^{2}への減量を行った。しかし，好中球数回復の遷延による治療遅延を繰り返したため，現在は1,000mg/m^{2}の3週ごとの投与へ変更し，問題なく10サイクル以上の投与が可能であった。

文献

1) Suzuki Y, et al：Phase II study of gemcitabine monotherapy as a salvage treatment for Japanese metastatic breast cancer patients after anthracycline and taxane treatment. Jpn J Clin Oncol. 2009；39(11)：699-706.
2) O'Shaughnessy JA, et al：Phase II study of trastuzumab plus gemcitabine in chemotherapy-pretreated patients with metastatic breast cancer. Clin Breast Cancer. 2004；5(2)：142-7.

（中本翔伍，渡邉純一郎）

II 進行再発乳癌

抗HER2療法

　抗HER2（human epidermal growth factor receptor-2）陽性進行再発乳癌には，トラスツズマブ［Tmab］，ペルツズマブ［PER］，トラスツズマブ エムタンシン［T-DM1］といった抗HER2抗体薬を用いた治療が行われている。これらに共通する有害事象のうち代表的なものについて，別項を設けて解説する。

有害事象マネジメントのポイント

✓ infusion reaction（注入に伴う反応）

治療開始前のマネジメント

- アレルギー歴を十分に聴取する。
- 特に気管支喘息を合併している場合は要注意である。

- infusion reactionの出現時期（投与開始直後〜終了後24時間以内）と症状（悪寒・発熱・頭痛・喉頭異常感・悪心・咳嗽など）を説明する。
- 抗HER2抗体療法の再導入時（最終投与から4〜6週間後）にも生じる可能性があり，注意を要する。

有害事象発生時のマネジメント

- 一般にTmabの初回投与時に起こりやすい（頻度は約40％である）。
- 入院を要することは稀であり，また，2回目以降は頻度・程度ともに低下する（2回目に合併する頻度は20％以下である）。
- Tmabを原因とすることが最も多く，他2剤は頻度・程度ともに低い。
- Grade 1の場合はまず点滴を中止し，症状が消失したら同じ速度で点滴を再開する（通常は15分〜1時間で自然に消失するが，症状緩和のためにアセトアミノフェンなどを使用してもよい）。
- Grade 2の場合は点滴を中止し，ステロイド薬［ヒドロコルチゾンリン酸エステルナトリウム（水溶性ハイドロコートン）100mg］・H₁/H₂受容体拮抗薬 d-クロルフェニラミンマレイン酸塩（ポララミン®）1A・ラニチジン塩酸塩（ザンタック®）1Aの点滴静注を行い，症状消失を確認の上，半分の速度で点滴を再開する。
- Grade 3の場合は入院による治療が必要であり，以後の抗HER2抗体療法は禁忌となる。

減量・再開のポイント

- 減量により対処することはない。
- 初回投与時にGrade 1～2のinfusion reactionが出現した場合であっても，2回目以降にinfusion reactionが出現する可能性は低く，通常，前投薬や投与速度の調整（延長）は必要としない。

✓ 心機能障害（EF低下）

治療開始前のマネジメント

- アンスラサイクリン系薬剤の使用歴・胸壁への放射線照射歴を確認する。
- 循環器系疾患の病歴を十分に聴取する。
- 心不全徴候（動悸・息切れ・咳嗽・むくみ）を説明する。
- 抗HER2抗体療法開始前に必ず心臓超音波検査（UCG）を実施し，心機能〔左室駆出率（left ventricular ejection fraction：LVEF）＞50％〕を確認する。
- 以後は3～6カ月ごとにUCGによるフォローアップを行う。
- 治療中の循環器系疾患がある場合は循環器内科医との連携が必要である。

有害事象発生時のマネジメント

- きわめて稀に治療開始直後に発生することもあるが，多くは蓄積性（数カ月後以降に発生）である。
- 有症状の場合は直ちに抗HER2抗体療法を中止し，循環器内科医にコンサルトする。
- 無症状のEF低下に関しては表1[1]を参考に対応する。

減量・再開のポイント

- 減量により対処することはない（休薬または永久的中止）。
- 無症候性のEF低下において投与を中止した場合，3週間ごとのEF再測定を行い，

表1 ● LVEF値とトラスツズマブ休薬の規準

LVEFの低下		処　置
40％≦LVEF≦45％	ベースラインからの絶対値＜10％	継続。3週間以内にLVEF再測定
	ベースラインからの絶対値≧10％	休薬。3週間以内にLVEF再測定。ベースラインからの絶対値＜10％に回復しない場合は投与を中止
LVEF＜40％		休薬。3週間以内にLVEF再測定。再測定時LVEF＜40％で投与を中止
症候性うっ血性心不全		中止（再投与は行わない）

（文献1より）

ベースラインまたはLVEF＞50％へ回復を認めた際には投与の再開を検討する。
- EF低下による中止例では，その後のEF測定は頻回（6〜9週間ごと）に行う。

文　献

1) 中外製薬：ハーセプチン適正使用ガイド（乳癌）. [https://chugai-pharm.jp/content/dam/chugai/product/her/inj/guide-bt/doc/her_guide_bt.pdf]

（中本翔伍，渡邉純一郎）

II 進行再発乳癌

トラスツズマブ エムタンシン

投与スケジュール

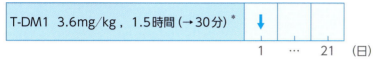

T-DM1　3.6mg/kg，1.5時間（→30分）*

| | 1 | … | 21 | （日） |

上記3週（21日）を1サイクルとする。
＊：初回投与に問題なければ2回目以降は30分

投与例

day	投与順	投与量	投与方法
1	1	トラスツズマブ エムタンシン [T-DM1]（カドサイラ®）3.6mg/kg ＋ 生食 250mL	点滴末梢本管（1.5時間→30分）
	2	生食 50mL	点滴末梢本管（5分）

適応・治療開始基準

- HER2陽性進行再発乳癌

ASCOガイドラインではHER2陽性進行再発乳癌の第二次治療に位置づけられている。血小板数減少・肝機能障害が治療開始基準を満たしている場合，第三次治療以降でも適用可能である。

項目	満たすべき数値	備考
好中球数	≧1,500/μL	―
ヘモグロビン	≧8.0g/dL	―
血小板数	≧75,000/μL	―
AST，ALT	ULN（施設基準値上限）の5倍未満	・肝不全徴候を認めないこと ・肝転移による肝酵素上昇の場合はAST/ALTの基準を弾力的に運用する
総ビリルビン	ULNの1.5倍未満	
クレアチニン	≦1.5mg/dL	またはクレアチニンクリアランス（Ccr）≧50mL/分
その他	治療の支障となる臓器障害・活動性の感染症・出血傾向がない	―

禁　忌

- 明らかな出血傾向を有する，または抗凝固療法中の患者。

慎重投与

- トラスツズマブ[Tmab]と同様，以下の患者は心不全などの心障害が現れる可能性があり注意が必要である。

> - アンスラサイクリン系薬剤の投与歴
> - 胸部への放射線治療歴
> - うっ血性心不全，治療を要する不整脈の合併
> - 冠動脈疾患の合併
> - 高血圧
> - 左室駆出率の低下

- その他の慎重投与

> - 肝機能障害の合併（肝機能増悪の可能性）
> - 症候性肺疾患あり（間質性肺炎が生じる可能性あり）

効　果

- HER2陽性進行再発乳癌（タキサン系薬剤およびTmab既治療）に対して，トラスツズマブ エムタンシン[T-DM1]とラパチニブトシル酸塩水和物[LAP]＋カペシタビン[CAP]を比較した第3相試験（EMILIA）において，無増悪生存期間（PFS）はT-DM1群9.6カ月，LAP＋CAP群6.4カ月（HR：0.65 95％CI：0.55-0.77）[1]，全生存期間（OS）はT-DM1群29.9カ月，LAP＋CAP群25.9カ月（HR：0.75 95％CI：0.64-0.88）[2]とT-DM1群で有意に改善を認めた。また，奏効率（RR）はT-DM1群43.6％，CAP＋LAP群30.8％とT-DM1群が有意に高かった。
- 2種以上の抗HER2療法の既治療例を対象として，T-DM1と担当医選択治療（TPC）を比較した第3相試験（TH3RESA）において，PFSはT-DM1群6.2カ月，TPC群3.3カ月（HR：0.53 95％CI：0.42-0.66）[3]，OSはT-DM1群22.7カ月，TPC群15.8カ月（HR：0.55 95％CI：0.37-0.83）[4]とT-DM1群で有意に改善を認めた。また，RRはT-DM1群31％，TPC群9％とT-DM1群が有意に高かった（$p < 0.0001$）。

トラスツズマブ エムタンシン
有害事象マニュアル

有害事象の発現率と発現時期[1]

有害事象	発現率(%) All Grade	発現率(%) Grade 3/4	発現時期
□ 悪心	39.2	0.8	投与7〜14日後
□ 疲労	35.1	2.4	投与7〜14日後
✓ 血小板数減少	28.0	12.9	投与7〜14日後
□ 下痢	23.3	1.6	投与7〜14日後
✓ AST/ALT増加	16.9〜22.4	2.9〜4.3	投与7日後以降持続
□ 貧血	10.4	2.7	投与14日後以降持続
□ 粘膜障害	6.7	0.2	投与14日後
□ 末梢神経障害	頻度不明		数サイクル後
✓ 心機能障害(EF低下)	頻度不明		「抗HER2療法」における有害事象マネジメントのポイント(☞p126〜)参照
□ infusion reaction (注入に伴う反応)	頻度不明		
□ アナフィラキシー	頻度不明		投与中
□ 間質性肺疾患	頻度不明		1〜数サイクル後

☑：「有害事象マネジメントのポイント」(☞p132)参照。

減量基準

肝機能障害	処置
Grade 2 (>3〜5×ULN)	減量せず継続[5]
Grade 3 (>5〜20×ULN)	休薬。Grade 2以下に回復後，1段階減量して再開[5]
Grade 4 (>20×ULN)	中止

血中ビリルビン増加	処置
Grade 2 (>1.5〜3×ULN)	休薬。Grade 1以下に回復後，減量せず再開[5]
Grade 3 (>3〜10×ULN)	休薬。Grade 1以下に回復後，1段階減量して再開[5]
Grade 4 (>10×ULN)	中止

血小板数減少	処置
Grade 3 (<25,000〜50,000/mm^2)	休薬。Grade 1以下に回復後，減量せず再開
Grade 4 (<25,000/mm^2)	休薬。Grade 1以下に回復後，1段階減量して再開

末梢神経障害	処置
Grade 3, 4	休薬。Grade 2以下に回復後，減量せず再開

減量早見表

減量レベル	T-DM1
初回投与量	3.6 mg/kg
-1	3.0 mg/kg
-2	2.4 mg/kg

有害事象マネジメントのポイント

✓ 血小板数減少

治療開始前のマネジメント

注意!
- 抗血小板療法・抗凝固療法の併用に関し病歴を十分に聴取する。
- 血小板数減少の時期（投与8～15日目）を説明し，鼻出血・歯肉出血・血痰・タール便・血尿などの可能性を周知する。

有害事象発生時のマネジメント

静かに
- 1サイクル目は投与8日目に採血を行い，以降の参照とする。
- 血小板数減少は1サイクル目の投与8日目が最も高度であるが，治療の継続により慢性的な血小板数減少状態をきたすことが多い。
- 高度の出血を呈した場合は濃厚血小板輸血を含めた適切な処置を行う。

減量のポイント

- 減量基準の表（☞ p131）を参照のこと。

✓ AST/ALT増加

治療開始前のマネジメント

- 肝転移・脂肪肝など肝機能障害のリスクが高いと思われる場合は，肝庇護薬の投与も考慮する。

有害事象発生時のマネジメント

- 減量・休薬により対応する。
- 限局性結節性過形成の合併が報告されているため，減量・休薬によっても肝機能障害が改善しない場合は画像診断で評価を行う。

> **減量のポイント**

- 減量基準の表（☞p131）を参照のこと。

✓ 心機能障害（EF低下）

- 抗HER2療法（☞p127）参照。

症例 52歳女性，ER陰性HER2陽性再発乳癌，多発肺転移

身長162cm，体重61kg，PS 0。Tmab単剤療法によりPD（進行）となり，第二次治療としてT-DM1療法を開始。8サイクル経過後より投与8〜14日目前後にGrade 1の鼻出血を経験。14サイクル投与8日目にGrade 2の鼻出血を認め，近医耳鼻科による止血処置を要した。15サイクル1日目の血小板数は9.1万/μL（Grade 2），鼻出血はGrade 0であり，治療の1週間延期と次サイクルからの1段階減量（3.6→3.0mg/kg）を行った。その後，Grade 1の鼻出血は認められるものの，頻度・程度は減少し，その後も治療を継続できた。

文献

1) Verma S, et al：Trastuzumab emtansine for HER2-positive advanced breast cancer. N Engl J Med. 2012；367(19)：1783-91.
2) Diéras V, et al：Trastuzumab emtansine versus capecitabine plus lapatinib in patients with previously treated HER2-positive advanced breast cancer(EMILIA)：a descriptive analysis of final overall survival results from a randomised, open-label, phase 3 trial. Lancet Oncol. 2017；18(6)：732-42.
3) TH3RESA study collaborators：Trastuzumab emtansine versus treatment of physician's choice for pretreated HER2-positive advanced breast cancer(TH3RESA)：a randomised, open-label, phase 3 trial. Lancet Oncol. 2014；15(7)：689-99.
4) Krop IE, et al：Trastuzumab emtansine versus treatment of physician's choice in patients with previously treated HER2-positive metastatic breast cancer(TH3RESA)：final overall survival results from a randomised open-label phase 3 trial. Lancet Oncol. 2017；18(6)：743-54.
5) 中外製薬：カドサイラ適正使用ガイド（乳癌）．[https://chugai-pharm.jp/content/dam/chugai/product/kad/div/guide-bt/doc/kad_guide_bt.pdf]

（中本翔伍，渡邉純一郎）

II 進行再発乳癌

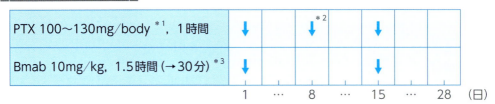

パクリタキセル + ベバシズマブ

投与スケジュール

			*2		
PTX 100〜130mg/body *1, 1時間	↓	↓	↓		
Bmab 10mg/kg, 1.5時間(→30分) *3	↓		↓		
	1 …	8 …	15 …	28	(日)

上記4週(28日)を1サイクルとする。
*1：導入療法として行う場合は130mg/bodyを基本とするが，維持療法として行う場合，または導入療法であっても造血回復が遷延する場合は100mg/bodyを基本とする
*2：病状が安定し，長期間の維持療法が見込まれる場合は投与8日目を予定せず，投与1・15日目のみとする
*3：初回投与時，重篤な副作用が認められなければ2回目以降は順次1時間→30分まで短縮可

投与例

day	投与順	投与量	投与方法
1 8 15	1	デキサメタゾンリン酸エステルナトリウム(デキサート®) 2mL(6.6mg)* + d-クロルフェニラミンマレイン酸塩(ポララミン) 1A + ラニチジン塩酸塩(ザンタック®) 2mL(50mg) + 生食 50mL	点滴末梢本管 (10分)
	2	生食 100mL	点滴末梢本管 (20分)
	3	パクリタキセル [PTX] (パクリタキセル) 100〜130mg/body + 生食 250 mL	点滴末梢本管 (1時間)
	4	生食 50mL	点滴末梢本管 (10分)
1, 15	5	ベバシズマブ [Bmab] (アバスチン®) 10mg/kg + 生食 100mL	点滴末梢本管 (1.5時間→ 30分)
	6	生食 50mL	点滴末梢本管 (10分)

*：初回投与時，アレルギー反応なければ6.6→3.3→1.65mgまで段階的に減量する

適応・治療開始基準

- HER2陰性手術不能・再発乳癌

特に速やかな腫瘍の制御が必要な場合，第一次(または第二次)治療として行う。第三次以降の治療におけるエビデンスはない。

また，複数のリスク因子(予後不良因子)を有する例でも積極的に使用している。

● 各サイクル投与1日目

項　目	満たすべき数値	備　考
好中球数	≧1,500/μL	―
ヘモグロビン	≧8.0g/dL	―
血小板数	≧100,000/μL	―
AST，ALT	ULN（施設基準値上限）の5倍未満	・肝不全徴候を認めないこと ・肝転移による肝酵素上昇の場合はAST/ALTの基準を弾力的に運用する
総ビリルビン	≦2.0mg/dL	
クレアチニン	≦1.5mg/dL	またはクレアチニンクリアランス（Ccr）≧50mL/分
その他	治療の支障となる臓器障害・活動性の感染症および明らかな出血傾向がない	―

● 各サイクル投与8・15日目

項　目	満たすべき数値	備　考
好中球数	≧1,000/μL	投与1日目と異なる
ヘモグロビン	≧8.0g/dL	―
血小板数	≧75,000/μL	投与1日目と異なる
AST，ALT	ULNの5倍未満	・肝不全徴候を認めないこと ・肝転移または薬剤熱による肝酵素上昇の場合はAST/ALTの基準を弾力的に運用する
総ビリルビン	≦2.0mg/dL	
クレアチニン	≦1.5mg/dL	またはCcr≧50mL/分
その他	治療の支障となる臓器障害・活動性の感染症および明らかな出血傾向がない	―

禁　忌

- 活動性の消化管出血（潰瘍・腫瘍出血など）を合併（消化管出血のリスク）
- 気管腔に露出した腫瘍を有する（喀血のリスク）
- 胸壁照射後の局所再発例（瘻孔形成のリスク）

慎重投与

- 消化管など腹腔内の炎症を合併（消化管穿孔のリスク）
- 手術創が未治癒（創傷治癒遅延の可能性）
- 脳転移・未破裂脳動脈瘤の合併（脳出血のリスク）
- 抗凝固薬の内服（出血のリスク）
- 血栓塞栓症の既往（何らかの塞栓症のリスク）
- 高血圧の合併（血圧コントロール悪化のリスク）

- アルコール不耐例(溶剤にアルコールを含む)
- 間質性肺炎の既往(症状増悪の可能性)
- 骨髄抑制あり(骨髄抑制増悪の可能性)
- 高齢者

効 果

- HER2陰性進行再発乳癌に対する第一次治療としての,パクリタキセル[PTX]単独とPTX+ベバシズマブ[Bmab]を比較したE2100試験[1]では,無増悪生存期間(PFS)と奏効率(RR)は併用群で有意に改善していたが,全生存期間(OS)では有意差がみられなかった〔PFS:PTX単独群5.9カ月,PTX+Bmab群11.8カ月(HR:0.60),RR:PTX単独群21.2%,PTX+Bmab群36.9%,OS:PTX単独群25.2カ月,PTX+Bmab群26.7カ月(HR:0.88)〕。

- HER2陰性進行再発乳癌に対して,Bmab併用療法を1stラインとして使用した3つの試験(E2100,AVADO,RIBBON-1)のメタアナリシス[2]においても,PFSおよびRRはBmab併用群で有意に改善していたが,OSでは有意差がみられなかった〔PFS:Bmab併用群9.2カ月,Bmab非併用群6.7カ月(HR:0.64 95%CI:0.57-0.71),RR:Bmab併用群49%,Bmab非併用群32%,OS:Bmab併用群26.7カ月,Bmab非併用群26.4カ月(HR:0.97 95%CI:0.79-1.16)〕。

- The academic Epidemiological Strategy and Medical Economics(ESME)データベースの結果が報告[3]され,第一次化学療法におけるPTX+Bmabで主要評価項目であるOSおよびPFSで有意な延長が示された〔PFS:Bmab併用群8.1カ月,Bmab非併用群6.4カ月(HR:0.74 95%CI:0.67-0.81),OS:Bmab併用群27.7カ月,Bmab非併用群19.8カ月(HR:0.67 95%CI:0.60-0.75)〕。

パクリタキセル + ベバシズマブ
有害事象マニュアル

有害事象の発現率と発現時期[1]

● PTXによる副作用　○ Bmabによる副作用

有害事象	発現率 (%) Grade 3	発現率 (%) Grade 4	発現時期
☑ 末梢神経障害 ●	23.0	0.5	数サイクル後
☑ 高血圧 ○	14.5	0.3	投与7～28日後
☐ 感染症 ○●	8.8	0.5	投与14～21日後
☐ 疲　労 ●	8.8	0.3	投与14～21日後
☐ 蛋白尿 ○	2.7	0.8	1～数サイクル後
☐ アレルギー反応 ●○	3.0	0.3	投与開始直後
☐ 悪　心 ●	3.3	0	投与数日後
☐ 関節痛 ●	2.7	0.5	投与1～3日後
☐ 筋肉痛 ●	1.6	0.5	投与1～3日後
☐ 頭　痛 ●	2.2	0	投与7～28日後
☐ 血栓塞栓症 ○	1.6	0.5	不　定
☐ 脳血管虚血 ○	0.8	1.1	不　定
☐ AST増加 ○●	1.4	0	不　定
☐ 口腔粘膜炎 ●	1.1	0	投与14～21日後
☐ 発熱性好中球減少症 (FN) ●	0.5	0.3	投与14～21日後
☐ 食欲不振 ●	0.5	0.3	投与1～3日後
☑ 創傷治癒遅延 ○	0.8	0	1～数サイクル後
☑ 出　血 ○	0.5	0	1～数サイクル後
☐ 消化管穿孔 ○	0.5	0	不　定
☐ 貧　血 ●	0.3	0	数サイクル後
☐ 瘻　孔 ○	0.3	0	不　定
☐ 光線過敏症 ○●	頻度不明		1～数サイクル後
☐ 可逆性後白質脳症症候群	頻度不明		数サイクル後
☐ 注入部位血管外漏出	頻度不明		投与中

☑：「有害事象マネジメントのポイント」(☞p138) 参照。

減量早見表

減量レベル	PTX	Bmab
初回投与量	130mg/body	10mg/kg
-1	100mg/body	80％に減量
-2	―	64％に減量

有害事象マネジメントのポイント

✓ 末梢神経障害

治療開始前のマネジメント

- 末梢神経障害のマネジメントが本レジメンを継続する上で最も重要である。
- 文献上ではPTXの投与量は80mg/m^2，90mg/m^{2}の2通りがあるが，いずれも有害事象の観点から同用量で長期（半年以上）の継続は困難である。
- 末梢神経障害の症状・発現時期について十分説明する。
- 診察時に適切に報告できるよう，説明補助資料（ダイアリーなど）を渡し，記録を促す。
- 「ボタンがかけにくい」「テレビのリモコンが押しにくい」「直線が書けない」「サンダルが脱げてしまう」などの症状は，Grade 2に相当するため報告の参考にしてもらう。

有害事象発生時のマネジメント

- 病勢が落ち着いてきたらPTXの減量・投与間隔の調整（投与8日目をスキップし隔週投与とする）を行う。
- Grade 2以上の末梢神経障害が持続する場合はプレガバリン（リリカ®）を75mg眠前から開始し，適宜漸増する。

- 牛車腎気丸などの漢方製剤は効果が不定であることから当科では使用していない。

- 味覚異常・うつ状態なども末梢神経障害の表れであるため，見逃さないように心がける。

減量のポイント

- 大柄な女性である場合を除き，PTXの1回投与量は100mg（標準的な体躯の女性で60～70mg/m^2）で臨床的効果は十分である。

✓ 高血圧

治療開始前のマネジメント

- 自宅での血圧測定を習慣づけ，ダイアリーに記録するよう指導する。
- 境界域高血圧を既に合併している場合は減塩・減量などを指導する。
- 既に降圧薬を内服している場合は循環器内科と連携をとる。
- Bmabは体重当たりの投与量となっているため，肥満がある場合は適宜減量して開始する。

有害事象発生時のマネジメント

- 収縮期圧≧150mmHgまたは拡張期圧≧90mmHgとなった場合，アンギオテンシンⅡ受容体拮抗薬（ARB）を開始する〔例：オルメサルタンメドキソミル（オルメテック®）20mg/日〕。
- ARBでのコントロールが不良な場合はカルシウム拮抗薬〔例：アムロジピンベシル酸塩（アムロジン®）2.5〜5mg/日〕を併用する。

- カルシウム拮抗薬の併用により骨髄毒性が増強される可能性がある。
- 参考までに，国内臨床試験における高血圧発現時の休薬・中止基準（図1）[4]を示す。

減量のポイント

- 降圧薬2剤併用においてもコントロール不良または蛋白尿（定性で3＋以上）が持続する場合は，Bmabの減量を行う。
- 高血圧を合併する例は正常血管のVEGF依存性が高いと考えられ，腫瘍血管も同様の挙動を示すと考えられる。したがって，Bmabを減量することによる効果の減弱を懸念する必要はない。
- Bmabは20％ずつ減量する（100％→80％→64％）。

✓ 創傷治癒遅延・出血

治療開始前のマネジメント

- 適応の特性から緊急に治療開始となる場合が多いため，中心静脈ポート留置や抜歯

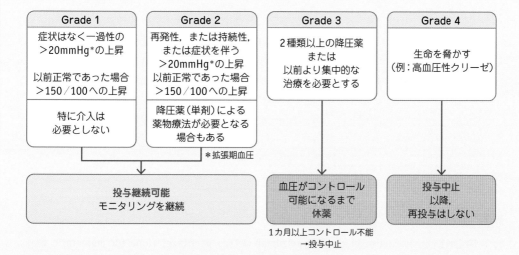

図1 ● 国内臨床試験における高血圧発現時の休薬・中止基準　　　　　　　　　　　（文献4より引用）

- などはできるだけ治療開始前にすませておく（治療開始後に待機的な観血的処置が必要となった場合，Bmabは4週間以上休薬する）。
- 中心静脈ポート留置と同時に治療開始可能である。
- 局所の自壊を伴う進行乳癌の場合，出血のリスクはあるが，奏効した場合速やかな止血を認めるため，本レジメンの適用を検討すべきである。
- 局所再発の場合，特に胸壁照射の既往がある場合は瘻孔を形成する場合があり，本レジメンの適用は避けるべきである。

有害事象発生時のマネジメント

- Grade 1～2の鼻出血を除き，有害事象発生時は速やかに治療を中止し，適切な処置を行う。

減量のポイント

- 繰り返す鼻出血は高血圧を伴う場合が多いため，血圧のコントロール，Bmabの減量で対応する。
- その他の有害事象は治療を中止し，適切な処置を行う。

 51歳女性，triple negative乳癌再発（縦隔リンパ節，心膜，肺癌性リンパ管症）

身長156cm，体重81kg，PS 2。呼吸困難感・咳嗽により発症。速やかな効果を期待してPTX＋Bmab療法を開始。肥満を伴っていたため，治療開始時よりBmabは減量（7.5mg/kg相当＝25％減量）で開始，治療効果を担保しつつ治療毒性の蓄積を回避する目的でPTXは130mg/body（＝72mg/m^2）と設定した。1サイクル終了時には呼吸器症状の改善，2サイクル終了時のCTで肺癌性リンパ管症の改善と心嚢水の消失をみた。4サイクル頃よりGrade 2の高血圧症がみられ，同時にGrade 1の蛋白尿・末梢神経障害が出現した。減量・減塩の指示とともにオルメサルタンメドキソミル20mg/日の内服を開始した。8サイクル頃より末梢神経障害がGrade 2へ増悪したため，治療効果も持続していることから9サイクル目より隔週投与へ変更した。16サイクル頃より持続的な蛋白尿が出現し，増悪傾向であったことと治療効果が維持されていたことから18サイクル目よりBmabを20％減量し，治療を継続した。治療効果が維持されていることから3週間隔とし，約4年間治療を継続し，臨床的に寛解状態となったため現在は無治療で経過を観察中である。治療による後遺症は認められていない。

文献

1) Miller K, et al：Paclitaxel plus bevacizumab versus paclitaxel alone for metastatic breast cancer. N Engl J Med. 2007；357(26)：2666-76.

2) Miles DW, et al：First-line bevacizumab in combination with chemotherapy for HER2-negative metastatic breast cancer：pooled and subgroup analyses of data from 2447 patients. Ann Oncol. 2013；24(11)：2773-80.
3) Delaloge S, et al：Paclitaxel plus bevacizumab or paclitaxel as first-line treatment for HER2-negative metastatic breast cancer in a multicenter national observational study. Ann Oncol. 2016；27(9)：1725-32.
4) 中外製薬：アバスチン適正使用ガイド（乳癌）. [https://chugai-pharm.jp/content/dam/chugai/product/ava/div/guide-bt/doc/ava_guide_bt.pdf]

（中本翔伍，渡邉純一郎）

II 進行再発乳癌

weeklyパクリタキセル（＋トラスツズマブ）

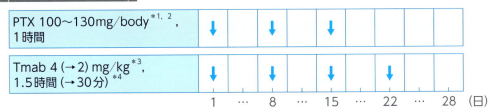

投与スケジュール

PTX 100〜130mg/body[*1, 2], 1時間	↓	↓	↓			
Tmab 4（→2）mg/kg[*3], 1.5時間（→30分）[*4]	↓	↓	↓	↓		
	1 …	8 …	15 …	22 …	28	（日）

上記4週（28日）を1サイクルとする。HER2陽性の場合，Tmabを追加する。

＊1：PTXは外来通院の利便性，副作用マネジメント（骨髄機能低下，末梢神経障害）を勘案し，隔週投与とする場合がある。用量は同じである

＊2：導入療法として行う場合は80mg/m^2（最高130mg/body）を基本とするが，維持療法として行う場合，または導入療法であっても造血回復が遷延する場合は65mg/m^2（最高100mg/body）を基本とする

＊3：2回目以降は2mg/kg（初回4mg/kg）

＊4：初回投与時，重篤な副作用が認められなければ2回目以降は順次30分に短縮可

投与例：HER2陰性進行再発乳癌

day	投与順	投与量	投与方法
1 8 15	1	デキサメタゾンリン酸エステルナトリウム（デキサート®）2mL（6.6mg）＊ ＋ d-クロルフェニラミンマレイン酸塩（ポララミン®）1A ＋ ラニチジン塩酸塩（ザンタック®）2mL（50mg）＋ 生食50mL	点滴末梢本管（10分）
	2	生食100mL	点滴末梢本管（20分）
	3	パクリタキセル[PTX]（パクリタキセル）100〜130mg/body ＋ 生食250mL	点滴末梢本管（1時間）
	4	生食50mL	点滴末梢本管（5分）

＊：初回投与時，アレルギー反応がなければ6.6→3.3→1.65mgまで段階的に減量する

投与例：HER2陽性進行再発乳癌

day	投与順	投与量	投与方法
1 8 15	1	トラスツズマブ [Tmab]（ハーセプチン®）4（→2）mg/kg ＋ 生食 250 mL	点滴末梢本管 （1.5時間→30分）
	2	デキサメタゾンリン酸エステルナトリウム 2mL（6.6mg）＊ ＋ d-クロルフェニラミンマレイン酸塩 1A ＋ ラニチジン塩酸塩 2mL（50mg）＋ 生食 50mL	点滴末梢本管 （10分）
	3	生食 100mL	点滴末梢本管 （20分）
	4	パクリタキセル [PTX] 100〜130mg/body ＋ 生食 250 mL	点滴末梢本管 （1時間）
	5	生食 50mL	点滴末梢本管 （10分）
22	1	トラスツズマブ [Tmab] 4（→2）mg/kg ＋ 生食 250 mL	点滴末梢本管 （1.5時間→30分）
	2	生食 50mL	点滴末梢本管 （5分）

＊：初回投与時，アレルギー反応がなければ6.6→3.3→1.65mgまで段階的に減量する

適応・治療開始基準

■ HER2陰性進行再発乳癌

HER2陰性進行再発乳癌の第一次治療のみならず，広い適応を持つ。末梢神経障害が事実上の用量制限毒性であるので，治療開始時点から末梢神経障害に配慮することが重要である。

エリブリンメシル酸塩（☞ p103）の登場により第一選択としての地位は低下したが，術前/術後療法でタキサン系薬剤に曝露されていても一定の効果が期待できる。

■ HER2陽性進行再発乳癌

かつての第一次治療であり，HER2陽性進行再発乳癌の治療に革命をもたらしたことは有名である（ノンフィクション映画「希望のちから（原題：Living Proof）」となった）。現在でも第二次以降の治療選択肢となりうる。また，ドセタキセル水和物 [DTX] 不耐例において第一次治療として用いることがある。

◉各サイクル投与1日目

項　目	満たすべき数値	備　考
好中球数	≧1,500/μL	—
ヘモグロビン	≧8.0g/dL	—
血小板数	≧75,000/μL	—
AST，ALT	ULN（施設基準値上限）の5倍未満	・肝不全徴候を認めないこと ・肝転移による肝酵素上昇の場合はAST/ALTの基準を弾力的に運用する
総ビリルビン	≦2.0mg/dL	
クレアチニン	≦1.5mg/dL	またはクレアチニンクリアランス（Ccr）≧50mL/分
その他	治療の支障となる臓器障害・活動性の感染症がない	—

◉各サイクル投与8・15日目（各サイクル22日目の採血は不要）

項　目	満たすべき数値	備　考
好中球数	≧1,000/μL	投与1日目と異なる
ヘモグロビン	≧8.0g/dL	—
血小板数	≧50,000/μL	投与1日目と異なる
AST，ALT	ULNの5倍未満	・肝不全徴候を認めないこと ・肝転移または薬剤熱による肝酵素上昇の場合はAST/ALTの基準を弾力的に運用する
総ビリルビン	≦2.0mg/dL	
クレアチニン	≦1.5mg/dL	またはCcr≧50mL/分
その他	治療の支障となる臓器障害・活動性の感染症がない	—

慎重投与

■以下の患者には注意が必要である。

- アルコール不耐例（溶剤にアルコールを含む）
- 骨髄抑制あり（骨髄抑制増悪の可能性）
- 肝・腎機能障害合併（副作用増強の可能性）
- 間質性肺炎の既往（症状増悪の可能性）
- 高齢者

■HER2陽性進行再発乳癌

トラスツズマブ［Tmab］は，以下の患者は心不全などの心障害が現れる可能性があり，注意が必要である。

- アンスラサイクリン系薬剤の投与歴
- 胸部への放射線治療歴
- うっ血性心不全，治療を要する不整脈の合併
- 冠動脈疾患の合併
- 高血圧
- 左室駆出率の低下

効果

■HER2陰性進行再発乳癌

進行再発乳癌（前治療歴≦2）に対する，毎週投与パクリタキセル［PTX］治療を検証した第2相試験[1]では，奏効率（RR）は21.5％，無増悪期間（TTP）は4.7カ月，全生存期間（OS）は12.8カ月であった。

進行再発乳癌に対するタキサン系を含むレジメンと含まないレジメンを比較した試験のシステマティックレビュー[2]では，タキサン系を含むレジメンにおいてOSが良い傾向にあった（HR：0.93 95％ CI：0.86-1.00）。

■HER2陽性進行再発乳癌

HER2陽性進行再発乳癌に対するPTX（毎週投与法）とTmab（毎週投与法）の併用療法のRRは55.0〜56.8％であった[3,4]。

weeklyパクリタキセル（＋トラスツズマブ）
有害事象マニュアル

有害事象の発現率と発現時期[1]

有害事象	発現率（%） All Grade	発現率（%） Grade 3/4	発現時期
☐ 貧血	91	9	数サイクル後
☐ 好中球数減少	55	15	投与開始14〜21日後
✓ 末梢神経障害	68	9	1〜数サイクル後
☐ 無力症	48	4	投与開始7〜21日後
☐ 脱毛症	42	0	投与開始14〜21日後
☐ 筋肉痛・関節痛	26	2	投与開始1〜3日後
☐ 悪心	26	1	投与開始1〜3日後
☐ 下痢	22	＜1	不定
☐ 口腔粘膜炎	22	＜1	投与開始14〜21日後
✓ 爪障害	20	0	数サイクル後
☐ 発疹	18	＜1	投与開始1〜21日後
☐ 浮腫	16	＜1	数サイクル後
✓ 光線過敏症	当試験では頻度不明		1〜数サイクル後
☐ アナフィラキシー	当試験では頻度不明		投与中
☐ 注入部位血管外漏出	当試験では頻度不明		投与中

☑：「有害事象マネジメントのポイント」参照。

減量早見表

減量レベル	PTX	Tmab
初回投与量	130mg/body	4（→2）mg/kg
−1	100mg/body	該当せず＊

＊：PTXのみで治療することはない

有害事象マネジメントのポイント

- PTXとTmabを併用しても新たに出現または有意に増強される特異的な有害事象は報告されていない。Tmabによる有害事象マネジメントのポイントは，抗HER2療法（☞p126）を参照のこと。
- 前投薬のステロイドを初回量のまま漫然と使用しないように注意が必要である。

✓ 末梢神経障害

治療開始前のマネジメント

- 末梢神経障害のマネジメントが本レジメンを継続する上で最も重要である。したがって，当科では末梢神経障害の発現を最小限にする目的で維持療法としては100mg/body（体表面積$1.5m^2$の場合$66.7mg/m^2$）としている。
- 文献上はPTXの投与量は$80mg/m^2$，$90mg/m^2$の2通りがあるが，いずれも有害事象の観点から同用量で長期（半年以上）の継続は困難である。
- 末梢神経障害の症状・発現時期について十分説明する。
- 診察時に適切に報告できるよう，説明補助資料（ダイアリーなど）を渡し，記録を促す。
- 「ボタンがかけにくい」「テレビのリモコンが押しにくい」「直線が書けない」「サンダルが脱げてしまう」などの症状は，Grade 2に相当するため報告の参考にしてもらう。

有害事象発生時のマネジメント

- パクリタキセル＋ベバシズマブ（☞p138）参照。

減量のポイント

- パクリタキセル＋ベバシズマブ（☞p138）参照。

✓ 爪障害

治療開始前のマネジメント

- 末梢循環障害などが原因となり，爪甲の菲薄化・変形をきたし，亀裂や剥離の原因となる。

- 環境により感染・爪甲下血腫などを合併する場合もある。

- 爪用オイルの使用，爪の補強（トップコート）を行う。

- 負荷のかかる足趾の場合は外的刺激を避け，感染に注意する。

有害事象発生時のマネジメント

- 皮膚科専門医による処置が推奨される。

減量のポイント

- 本有害事象のみでは減量・休薬の対象にはならない。

✓ **光線過敏症**

治療開始前のマネジメント

注意！
- 紫外線への曝露を避けるよう指導する。

有害事象発生時のマネジメント

- 皮膚科専門医による処置に加え，PTXの休薬を考慮する。

減量のポイント

- 減量よりも一時休薬が望ましい。

症例 61歳女性，ER陽性HER2陽性乳癌再発，肺・肝・リンパ節・骨・脳転移

身長163cm，体重60kg，PS 0。第五次抗HER2療法としてPTX＋Tmab療法を開始。抗HER2療法に対する反応性は良好で，長期間の治療が予想されたため，PTXはあらかじめ100mg/bodyとし，3投1休と設定した。4サイクル頃よりGrade 1の末梢神経障害を自覚したが，その後もGrade 1のままで増悪せず，PD（進行）まで17サイクルの継続が可能であった。

文献

1) Perez EA, et al：Multicenter phase Ⅱ trial of weekly paclitaxel in women with metastatic breast cancer. J Clin Oncol. 2001；19(22)：4216-23.
2) Ghersi D, et al：A systematic review of taxane-containing regimens for metastatic breast cancer. Br J Cancer. 2005；93(3)：293-301.
3) Seidman AD, et al：Randomized phase Ⅲ trial of weekly compared with every-3-weeks paclitaxel for metastatic breast cancer, with trastuzumab for all HER-2 overexpressors and random assignment to trastuzumab or not in HER-2 nonoverexpressors：final results of Cancer and Leukemia Group B protocol 9840. J Clin Oncol. 2008；26(10)：1642-9.
4) Seidman AD, et al：Weekly trastuzumab and paclitaxel therapy for metastatic breast cancer with analysis of efficacy by HER2 immunophenotype and gene amplification. J Clin Oncol. 2001；19(10)：2587-95.

（中本翔伍，渡邉純一郎）

II 進行再発乳癌

パルボシクリブ ＋ 内分泌療法

投与スケジュール：LET or ANA 療法

PAL 125mg/日, 分1（朝食後）	↓	↓	↓			
LET 2.5mg/日 or ANA 1mg/日, 分1（朝食後）	↓	↓	↓	↓	↓	
	1	…	21	…	28	（日）

上記4週（28日）を1サイクルとする。

投与例：LET or ANA 療法

day	投与順	投与量	投与方法
1〜21	1	パルボシクリブ [PAL]（イブランス®）125mg/日	内服（分1：朝食後）
1〜28	2	レトロゾール [LET]（フェマーラ®）2.5mg/日 or アナストロゾール [ANA]（アリミデックス®）1mg/日	内服（分1：朝食後）

投与スケジュール：FUL 療法

PAL 125mg/日, 分1（朝食後）	↓	↓	↓			
FUL* 500mg/回　筋注	↓					
	1	…	21	…	28	（日）

上記4週（28日）を1サイクルとする。
＊：各サイクルの投与1日目に筋注（1サイクル目のみ投与15日目にも筋注）

投与例：FUL 療法

day	投与順	投与量	投与方法
1〜21	1	パルボシクリブ [PAL] 125mg/日	内服（分1：朝食後）
1*	2	フルベストラント [FUL]（フェソロデックス®）500mg/回	筋注

＊：各サイクルの投与1日目に筋注（1サイクル目のみ投与15日目にも筋注）

適応・治療開始基準

- 手術不能または再発乳癌

ER陽性HER2陰性進行再発乳癌の第一次〜第二次内分泌療法として使用される。第一次治療の場合，パルボシクリブ［PAL］+レトロゾール［LET］/アナストロゾール［ANA］，二次治療の場合，PAL+フルベストラント［FUL］（±LHRH-A）を選択する。

項　目	満たすべき数値	備　考
好中球数	≧1,500/μL	―
ヘモグロビン	≧9.0g/dL	―
血小板数	≧100,000/μL	―
AST，ALT	ULN（施設基準値上限）の3倍未満	肝不全徴候を認めないこと
総ビリルビン	ULNの1.5倍未満	―
その他	治療の支障となる臓器障害・活動性の感染症がない	―

慎重投与・禁忌

- 肝機能障害の合併（血中濃度上昇の可能性）
- CYP3A4を阻害，誘導する薬剤との併用（血中濃度変化の可能性）
- 骨髄機能低下状態（骨髄抑制の遷延）
- 間質性肺炎の既往
- 高齢者

効　果

- ER陽性HER陰性であり，進行乳癌に対して内分泌療法の既往のない手術不能または再発閉経後乳癌患者を対象に，PAL+LET群とLET群を比較した第3相試験（通称PALOMA-2試験）[1]において，無増悪生存期間（PFS）はPAL+LET群で有意に改善した〔PFS：PAL+LET群24.8カ月，LET群14.5カ月（HR：0.58 95％CI：0.46-0.72）〕。
- ER陽性HER陰性であり，内分泌療法に抵抗性の手術不能または再発乳癌患者を対象に，PAL+FUL群とFUL群を比較した第3相試験（通称PALOMA-3試験）[2,3]において，PFSはPAL+FUL群で有意に改善した〔PFS：PAL+FUL群9.2カ月，FUL群3.8カ月（HR：0.42 95％CI：0.32-0.56）〕。また，先行内分泌療法に感受性を示した患者群において，PAL+FUL群で全生存期間（OS）の改善を認めた〔PAL+FUL群39.7カ月，FUL群29.7カ月（HR：0.72 95％CI：0.55-0.94，絶対差10.0カ月）〕。しかし，試験全体では有意差を認めなかった〔PAL+FUL群34.9カ月，FUL群28.0カ月（HR：0.81 95％CI：0.64-1.03，絶対差6.9カ月）〕。

パルボシクリブ＋内分泌療法
有害事象マニュアル

有害事象の発現率と発現時期[1]

有害事象	発現率 (%)		発現時期
	All Grade	Grade 3/4	
✓ 好中球数減少	80	66	投与数日後
✓ 疲　労	37	2	投与数日後，以降も持続
悪　心	35	<1	投与数日後，以降も持続
関節痛	33	1	投与数日後，以降も持続
脱毛症	33	0	投与数日後，以降も持続
下　痢	26	1	投与数日後，以降も持続
咳　嗽	25	0	投与数週間後
貧　血	24	5	投与数週間後
頭　痛	21	<1	投与数日後，以降も持続
ほてり	21	0	投与数日後，以降も持続
✓ 血小板数減少	16	2	投与数週間後
✓ 間質性肺炎	頻度不明		投与数週間後

☑：「有害事象マネジメントのポイント」参照。

減量早見表

減量レベル	PAL
初回投与量	125mg／日
-1	100mg／日
-2	75mg／日
-3	中　止*

＊：これ以下の減量はエビデンスがないため当科では行わない

有害事象マネジメントのポイント

✓ 好中球数減少

治療開始前のマネジメント

■ アベマシクリブ＋内分泌療法（☞p89）参照。

有害事象発生時のマネジメント

■ アベマシクリブ＋内分泌療法（☞p89）参照。

✓ 疲労

治療開始前のマネジメント

- 出現時期に関し説明し，理解を得る。

有害事象発生時のマネジメント

- 特異的なマネジメントの方法はないが，軽度であり，日常生活の工夫などで対応するよう指導する。
- Grade 3以上が出現し，症状が継続する場合は減量・休薬を行う。

✓ 血小板数減少

治療開始前のマネジメント

注意！
- 初回治療からGrade 2以上の血小板数減少をみることもある。
- 血小板数減少発現の時期と出血症状（鼻出血・血痰・タール便・血尿）について説明しておく。
- 血小板数減少時は強い歯磨き，鼻腔の乾燥，打撲などを避けるように指導する。
- 出血傾向を認めた場合は，病院へ連絡するよう説明する。

有害事象発生時のマネジメント

- Grade 3以上の血小板数減少出現時は，減量・休薬を適宜行う。

✓ 間質性肺炎 〔☞コラム⑥(p31)参照〕

治療開始前のマネジメント

- アベマシクリブ＋内分泌療法（☞p90）参照。

有害事象発生時のマネジメント

- 感染症，アレルギーなどと鑑別するために，採血（LDH，CRP，KL-6，SP-Dなどの間質性肺炎の活動性マーカー，好酸球，β-D-グルカンなど）を実施する。リンパ球数減少〔特にGrade 4（＜500μL）〕が持続している場合は，ニューモシスチス・イロベチイ肺炎（旧称；ニューモシスチス・カリニ肺炎）を鑑別することが重要である。
- 画像検査として胸部CT検査が必須であるが，同時に胸部単純X線写真を撮像し，ベースラインとして保存する。

> **症例** 60歳女性，ER陽性HER2陰性乳癌再発，リンパ節転移，骨転移，癌性リンパ管症
>
> 身長161cm，体重78kg，PS 1。第一次ホルモン療法としてPAL＋LET療法を施行。開始2週間後に好中球数減少 Grade 3を認めたが，休薬および減量（125mg→100mg→75mg）によって改善を認めた。好中球数減少以外の有害事象を認めず，現在75mgで良好な効果を継続している。

文献

1) Finn RS, et al: Palbociclib and Letrozole in Advanced Breast Cancer. N Engl J Med. 2016;375(20):1925-36.
2) Turner NC, et al: Palbociclib in Hormone-Receptor-Positive Advanced Breast Cancer. N Engl J Med. 2015;373(3):209-19.
3) Turner NC, et al: Overall Survival with Palbociclib and Fulvestrant in Advanced Breast Cancer. N Engl J Med. 2018;379(20):1926-36.

（中本翔伍，渡邉純一郎）

II 進行再発乳癌

ビノレルビン（＋トラスツズマブ）

投与スケジュール

VNR 25mg/m², 急速静注5分		↓		↓						
Tmab 8 (→6) mg/kg*¹, 1.5時間 (→30分)*²		↓								
		1	…	8	…	15	…	21		（日）

上記3週（21日）を1サイクルとする。HER2陽性の場合，Tmabを追加する。
*1：2回目以降は6mg/kg。HER2陽性進行再発乳癌の場合にTmabと併用する
*2：初回投与に問題なければ2回目以降は30分

投与例：HER2陰性進行再発乳癌

day	投与順	投与量	投与方法
1	1	維持液（3号）（ソルデム®3A）200mL*	点滴末梢本管（30分）
	2	ビノレルビン酒石酸塩[VNR]（ナベルビン®）25mg/m² ＋ 生食 50mL	点滴末梢側管（5分）
	3	生食 50mL	点滴末梢本管（5分）
8	1	維持液（3号）200mL*	点滴末梢本管（30分）
	2	ビノレルビン酒石酸塩[VNR] 25mg/m² ＋ 生食 50mL	点滴末梢側管（5分）
	3	生食 50mL	点滴末梢本管（5分）

＊：末梢ルートの場合は，血管痛予防のため維持液を使用する。中心静脈ポートなど中心静脈の場合はVNR前のフラッシュとして生食50mLを使用する

投与例：HER2陽性進行再発乳癌

day	投与順	投与量	投与方法
1	1	トラスツズマブ [Tmab]（ハーセプチン®）8（→6）mg/kg ＋ 生食 250 mL	点滴末梢本管（1.5時間→30分）
1	2	維持液（3号）200mL*	点滴末梢本管（30分）
1	3	ビノレルビン酒石酸塩 [VNR] 25mg/m² ＋ 生食 50mL	点滴末梢側管（5分）
1	4	生食 50mL	点滴末梢本管（5分）
8	1	維持液（3号）200mL*	点滴末梢本管（30分）
8	2	ビノレルビン酒石酸塩 [VNR] 25mg/m² ＋ 生食 50mL	点滴末梢側管（5分）
8	3	生食 50mL	点滴末梢本管（5分）

＊：末梢ルートの場合は，血管痛予防のため維持液を使用する。中心静脈ポートなど中心静脈の場合はVNR前のフラッシュとして生食50mLを使用する

適応・治療開始基準

■HER2陰性進行再発乳癌

HER2陰性進行再発乳癌に対する一次・二次化学療法として，アンスラサイクリン系，タキサン系が推奨されるため，それらの既治療例におけるエリブリンメシル酸塩やカペシタビン [CAP] の次の治療の選択肢として挙げられる。

■HER2陽性進行再発乳癌

HER2陽性進行再発乳癌の第三次治療以降の選択肢となる。

●各サイクル投与1日目

項　目	満たすべき数値	備　考
好中球数	≧1,500/μL	―
ヘモグロビン	≧8.0g/dL	―
血小板数	≧75,000/μL	―
AST，ALT	ULN（施設基準値上限）の5倍未満	・肝不全徴候を認めないこと ・肝転移による肝酵素上昇の場合はAST/ALTの基準を弾力的に運用する
総ビリルビン	≦2.0mg/dL	
クレアチニン	≦1.5mg/dL	またはクレアチニンクリアランス（Ccr）≧50mL/分
その他	治療の支障となる臓器障害・活動性の感染症がない	―

●各サイクル投与8日目（投与15日目の採血は不要）

項　目	満たすべき数値	備　考
好中球数	≧1,000/μL	投与1日目と異なる
ヘモグロビン	≧8.0g/dL	―
血小板数	≧50,000/μL	投与1日目と異なる
AST，ALT	ULNの5倍未満	・肝不全徴候を認めないこと ・肝転移または薬剤熱による肝酵素上昇の場合はAST/ALTの基準を弾力的に運用する
総ビリルビン	≦2.0mg/dL	
クレアチニン	≦1.5mg/dL	またはCcr≧50mL/分
その他	治療の支障となる臓器障害・活動性の感染症がない	―

慎重投与

- 以下の患者には注意が必要である。

> - 骨髄抑制あり（骨髄抑制遷延の可能性）
> - 肝・腎機能障害の合併（副作用の発現頻度が増加する可能性）
> - 間質性肺疾患の合併や既往（間質性肺炎合併の可能性）
> - 末梢神経障害合併（症状増悪の可能性）
> - 高齢者

- HER2陽性進行再発乳癌

トラスツズマブ[Tmab]は，以下の患者は心不全などの心障害が現れる可能性があり注意が必要である。

> - アンスラサイクリン系薬剤の投与歴
> - 胸部への放射線治療歴
> - うっ血性心不全，治療を要する不整脈の合併
> - 冠動脈疾患の合併
> - 高血圧
> - 左室駆出率の低下

効 果

■HER2陰性進行再発乳癌

アンスラサイクリン，タキサン系の治療歴を有する患者に対する国内第2相試験において，ビノレルビン酒石酸塩[VNR]の奏効率（RR）は20％，無増悪期間（TTP）は115日であった[1]。

アンスラサイクリン，タキサン系の治療歴を有する患者に対するゲムシタビン塩酸塩[GEM]とVNR併用群と，VNR単独群を比較したランダム化第3相試験（GEICAM試験）では，VNR単独群（VNR：30mg/m^2）のRRは26％，無増悪生存期間（PFS）は4.0カ月，全生存期間（OS）は16.4カ月であった[2]。

■HER2陽性進行再発乳癌

前治療歴のないHER2陽性進行再発乳癌に対して，Tmabに併用する薬剤として，VNRとタキサン系薬剤（パクリタキセル[PTX]またはドセタキセル水和物[DTX]）を比較したTRAVIOTA試験[3]において，毎週投与のVNR + Tmab群のRRは51％，TTPは8.5カ月であった。ただし，予定症例数250に対して81例での解析であることに注意が必要である。

前治療歴のないHER2陽性進行再発乳癌に対して，VNR + TmabとDTX + Tmabを比較したHERNATA試験[4]において，VNR + Tmab群のRRは59.3％，TTPは15.3カ月，OSは38.8カ月でDTX + Tmab群と遜色ない結果であった。また，有害事象においてVNR + Tmab群で有意に少なかった。ただし，VNRの投与量は30～35mg/m^{2}であったことに注意が必要である。

ビノレルビン（＋トラスツズマブ）

有害事象マニュアル

有害事象の発現率と発現時期[3]*

有害事象	発現率（％） All Grade	発現率（％） Grade 3/4	発現時期
疲労	80	12	投与直後〜14日後
✓ 好中球数減少	73	59	投与10〜14日後
貧血	63	5	投与10〜14日後
悪心	51	5	投与直後〜14日後
末梢神経障害	46	2	数サイクル後
便秘	41	2	投与数日〜14日後
下痢	34	5	投与数日〜14日後
脱毛症	34	0	投与14〜21日後
関節痛	32	0	投与数日〜14日後
筋肉痛	20	0	投与数日〜14日後
口腔粘膜炎	当試験では頻度不明	当試験では頻度不明	投与10〜14日後
味覚異常，食欲不振	当試験では頻度不明	当試験では頻度不明	投与直後〜14日後
✓ 注入部位血管外漏出・血管炎	当試験では頻度不明	当試験では頻度不明	投与中

☑：「有害事象マネジメントのポイント」参照。
＊：VNRとTmabを併用した臨床試験の結果である

減量早見表

減量レベル	VNR
初回投与量	25mg/m²
−1	20mg/m²

有害事象マネジメントのポイント

- VNRとTmabを併用しても新たに出現または有意に増強される特異的な有害事象は報告されていない。Tmabによる有害事象マネジメントのポイントは，抗HER2療法（☞ p126）参照。ただし，血管炎の出現に備え，中心静脈ポートの留置が望ましい。

✓ 好中球数減少

治療開始前のマネジメント

- VNRによる好中球数減少は高度（Grade 4）となることも多く，注意が必要である。
- 他の有害事象がマイルドであるため，好中球数減少もマイルドであろうという先入

観を持たないように指導する。
- 一般的な好中球数減少に対する感染予防の指導を行う。

有害事象発生時のマネジメント

- 一般的な好中球数減少に準じて対処する。

減量のポイント

- Grade 4の好中球数減少または発熱性好中球減少症を認めた場合，VNRを25→20 mg/m^{2}に減量する。

✓ 注入部位血管外漏出・血管炎

治療開始前のマネジメント

- 血管外漏出を起こす抗癌剤は，①起壊死性抗癌剤 ②炎症性抗癌剤 ③起炎症性抗癌剤に分類され，②，③は比較的程度が軽いことが多いが，①は少量でも強い皮膚障害（水疱，潰瘍，壊死など）を生じるため，早期の発見と処置が必要となる。
- VNRは①に該当し，投与直後には異常がみられず，数時間〜数日経過してから症状が出てくる場合もあるため，注意が必要である。
- 漏出を認めない場合でも，血管炎（血栓性静脈炎）を起こす頻度は高い。

- したがって中心静脈ポートの留置が強く推奨される。

- やむをえず末梢静脈から薬剤を投与する際は血管はしっかりしたものを選択し，可動性のある手首や肘を避けるようにする。

有害事象発生時のマネジメント

- 血管外漏出時は，まず留置針に残存している薬液を抜き，皮膚科にコンサルトを行う。
- 血管炎（血栓性静脈炎）で疼痛を伴う場合はステロイド薬の外用を行う。

減量のポイント

- 減量の対象ではない。

| 症 例 | 60歳女性，ER陰性HER2陽性再発乳癌，胸膜 |

　身長152cm，体重47kg，PS 0。第三次抗HER2療法としてVNR＋Tmab療法を開始。当初，25mg/m^{2}で治療を開始したが，白血球回復の遷延（3週サイクル→4週サイクル）をしばしば認めたため，VNRを25→20mg/m^{2}へ減量したところ3週サイクルが維持され，PD（進行）まで約1年強の治療が可能であった。

文　献

1) Toi M, et al：Late phase Ⅱ clinical study of vinorelbine monotherapy in advanced or recurrent breast cancer previously treated with anthracyclines and taxanes. Jpn J Clin Oncol. 2005；35(6)：310-5.
2) Martín M, et al：Gemcitabine plus vinorelbine versus vinorelbine monotherapy in patients with metastatic breast cancer previously treated with anthracyclines and taxanes：final results of the phase Ⅲ Spanish Breast Cancer Research Group(GEICAM)trial. Lancet Oncol. 2007；8(3)：219-25.
3) Burstein HJ, et al：Trastuzumab plus vinorelbine or taxane chemotherapy for HER2-overexpressing metastatic breast cancer：the trastuzumab and vinorelbine or taxane study. Cancer. 2007；110(5)：965-72.
4) Andersson M, et al：Phase Ⅲ randomized study comparing docetaxel plus trastuzumab with vinorelbine plus trastuzumab as first-line therapy of metastatic or locally advanced human epidermal growth factor receptor 2-positive breast cancer：the HERNATA study. J Clin Oncol. 2011；29(3)：264-71.

（中本翔伍，渡邉純一郎）

II 進行再発乳癌

ペルツズマブ＋トラスツズマブ＋ドセタキセル

投与スケジュール

PER 840（→420）mg/日[*1]，1時間（→30分）[*2]	↓		
Tmab 8（→6）mg/kg[*3]，1.5時間（→30分）[*2]	↓		
DTX 60（～75）mg/m²[*4]，1時間	↓		
	1	…	21 （日）

上記3週（21日）を1サイクルとする。
＊1：2回目以降は420mg/日
＊2：初回投与に問題なければ2回目以降は30分
＊3：2回目以降は6mg/kg
＊4：60mg/m²を基本とし，状態により50mg/m²まで減量，緊急性の高い場合は70～75mg/m²で施行。DTXは毒性を考慮し，原則として6サイクルまで施行，以後はPER＋Tmabのみ継続

投与例

day	投与順	投与量	投与方法
1	1	ペルツズマブ［PER］（パージェタ®）840（→420）mg/日 ＋ 生食 250mL	点滴静注本管（1時間→30分）
	2	生食 50mL	点滴静注本管（5分）
	3	トラスツズマブ［Tmab］（ハーセプチン®）8（→6）mg/kg ＋ 生食 250 mL	点滴静注本管（1.5時間→30分）
	4	デキサメタゾンリン酸エステルナトリウム（デキサート®）2mL（6.6mg）＋ 生食 50mL	点滴静注本管（15分）
	5	ドセタキセル水和物［DTX］（ワンタキソテール®）60（～75）mg/m²［アルコール不耐例の場合：タキソテール® 60（～75）mg/m² ＋ 5％ブドウ糖液 20mL］＋ 生食 250mL	点滴静注本管（1時間）
	6	生食 50mL	点滴静注本管（5分）

適応・治療開始基準

- HER2陽性進行再発乳癌

  HER2陽性進行再発乳癌に対する第一次治療として広く認識されている。腫瘍量の少ない（もしくは内臓転移を伴わない）ER陽性HER2陽性進行再発乳癌を除き，HER2陽性進

行再発乳癌の第一次治療として強く推奨される。

ドセタキセル水和物［DTX］は奏効率が高いものの，毒性，特に浮腫・胸水・皮膚障害などの蓄積毒性や間質性肺炎などが問題となる。CLEOPATRA試験[1]における無増悪生存期間（PFS）は1.5年であり，DTXの長期投与による毒性の発現が懸念されるが，多くの例で6～8サイクル（18～24週）まで3剤併用，その後は抗体療法のみ，というパターンをとっている。つまり，PFSの半分以上は抗体療法のみで維持された計算となる。また，6サイクル未満群に対して6サイクル群で有意にPFS，全生存期間（OS）の延長を認めた[2]。したがって，日常臨床においてはDTXを6（～8）サイクル併用し，病勢の制御を確認してから抗体療法のみに切り替える戦略がよい。

慎重投与

- トラスツズマブ［Tmab］，ペルツズマブ［PER］とも，以下の患者において心不全などの心障害が現れる可能性があり注意が必要である。

  - アンスラサイクリン系薬剤の投与歴
  - 胸部への放射線治療歴
  - うっ血性心不全，治療を要する不整脈の合併
  - 冠動脈疾患の合併
  - 高血圧
  - 左室駆出率の低下

効　果

- 前治療歴のないHER2陽性進行再発乳癌に対して，PER＋Tmab＋DTXとTmab＋DTXを比較した第3相試験（CLEOPATRA）[1]では，PER併用群において，OSで15.7カ月，PFSで6.3カ月の有意な改善を認めた〔OS：PER＋Tmab＋DTX群56.5カ月，Tmab＋DTX群40.8カ月（HR：0.68 95％CI：0.56-0.84），PFS：PER＋Tmab＋DTX群18.7カ月，Tmab＋DTX群12.4カ月（HR：0.66 95％CI：0.58-0.81）〕。
- CLEOPATRA試験におけるDTXの投与サイクルによる検討[2]で，6サイクル未満群に対して6サイクル群でPFS，OSともに有意差を持って改善を認めた（PFS HR：1.72 95％CI：1.13-2.60，OS HR：2.49 95％CI：1.79-3.48）。一方，7サイクル以上群と6サイクル群では改善傾向を認めるが，有意差は認めなかった（PFS HR：0.80 95％CI：0.63-1.01，OS HR：0.88 95％CI：0.69-1.12）。

ペルツズマブ＋トラスツズマブ＋ドセタキセル

有害事象マニュアル

有害事象の発現率と発現時期[1]

有害事象	発現率 (%) All Grade	発現率 (%) Grade 3/4	発現時期
脱毛症	60.8	0	投与14〜21日後
✓ 下痢	68.4	9.3	投与数日後〜7日後，持続
好中球数減少	53.4	49.0	投与10〜14日後
発熱性好中球減少症	13.7	13.7	
倦怠感	38.0	0	投与1〜7日後
無力症	27.7	2.7	
疲労	2.2	2.2	
✓ 発疹	37.5	0	投与数日後〜7日後，持続
食欲不振	29.7	0	投与数日後〜14日後
粘膜障害	27.2	0	投与10〜14日後
頭痛	25.7	0	投与直後〜7日後
筋肉痛	24.3	0	投与数日〜7日後
浮腫	24.0	0	数サイクル後
上気道感染	20.8	0	投与10〜14日後
末梢神経障害	2.7	2.7	数サイクル後
貧血	2.5	2.5	数サイクル後
✓ 左心機能低下	1.5	1.5	抗HER2療法における有害事象マネジメントのポイント（☞p126〜）参照
infusion reaction（注入に伴う反応）	当試験では頻度不明		
アナフィラキシー	当試験では頻度不明		投与中〜投与24時間後
間質性肺炎	当試験では頻度不明		数サイクル後
✓ 涙道障害	当試験では頻度不明		数サイクル後
注入部位血管外漏出	当試験では頻度不明		投与中

☑：「有害事象マネジメントのポイント」参照。

有害事象マネジメントのポイント

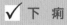
✓ 下痢

治療開始前のマネジメント

- PERの有するEGFR阻害作用による（Tmabにおいても下痢の報告はある）。
- 投与早期から現れ，遷延する可能性があることを患者に説明し，止痢薬（ロペラミド塩酸塩1〜2mg/回）をあらかじめ処方しておく。

有害事象発生時のマネジメント

- 止痢薬の内服により回復する場合は休薬・減量は不要であり，水分補給を促すだけでよい。
- 下痢の改善まで脂質・食物繊維を多く含む食品は避けるよう指導する。
- ロペラミド塩酸塩4mg/日によっても改善しない場合はPERの休薬が必要であり，経静脈的補液の必要性を判断するために受診を促す。
- 好中球数減少時は感染性下痢との鑑別が必要である。

減量のポイント

- 下痢を繰り返す場合，PERの減量・休薬を考慮するが，通常はGrade 1程度であり，減量が必要になることはない。
- Tmabの減量・休薬は不要である。

✓ 発疹

治療開始前のマネジメント

- PERの有するEGFR阻害作用による（Tmabにおいても皮疹の報告はある）。
- 投与早期から現れ，繰り返す可能性があることを説明しセルフケアを促す。

- ざ瘡様皮疹の予防として洗顔・保湿が重要であることを患者に説明する。

- 関連した皮膚障害として爪甲の菲薄化などもみられる。

有害事象発生時のマネジメント

- ざ瘡様皮疹に対してはstrongestレベルのステロイド軟膏〔クロベタゾールプロピオン酸エステル（デルモベート®など）〕を短期間（数日）使用し，その後very strongレベルのステロイド軟膏〔ジフルプレドナート（マイザー®など）〕へ変更する。

- ざ瘡様皮疹に対しては尋常性ざ瘡治療薬のアダパレン（ディフェリン®ゲル）が有効な場合がある。

- 爪甲の菲薄化に対しては爪用オイルの使用，爪の補強（トップコート）を行う。

減量のポイント

- 通常，本事象による減量・休薬は行わない。

✓ 左心機能低下

治療開始前のマネジメント

- 他の抗HER2療法開始前の評価と同様に心機能を評価しておく。
- TmabにPERを加えることによる有意な影響はない。

有害事象発生時のマネジメント

- 抗HER2療法（☞p127）参照。

減量・再開のポイント

- 抗HER2療法（☞p127）参照。
- 休薬の際はTmab，PERとも休薬する。

✓ 涙道障害

治療開始前のマネジメント

注意！
- 患者に対し，DTXによる涙道障害という有害事象があることの情報提供を行う。

有害事象発生時のマネジメント

- 眼科的処置が必要となる。

減量のポイント

- 通常，本事象による減量・休薬は行わない。

症例　39歳女性，左進行乳癌〔T3N1M1（HEP，OSS），stageⅣ〕

身長164cm，体重51.3kg，PS 2。第4子妊娠中に左乳房腫瘤を自覚も精査せず。出産後，近医産婦人科にて左乳癌疑い。生検にて浸潤性乳管癌，ER 0%，PR 0%，HER2 3+，Ki67 80.0%。当科受診時，著明な肝腫大と多発骨転移を認めた。第一次化学療法としてPER + Tmab + DTX（60mg/m^2）を開始。腫瘍融解症候群〔☞コラム⑧「腫瘍崩壊（融解）症候群（TLS）」（p167）参照〕の予防としてラスブリカーゼ点滴静注および生理食塩水負荷を行った。その後，6サイクルまで3剤併用を行ったところでCT上肝転移はCRとなり，PER + Tmabに移行。原発巣切除後もPER + Tmabを継続中。
ざ瘡はG1〜2で持続，点滴後一過性の下痢（Grade 1）を認めたが，自然に回復した。

文献

1) Swain SM, et al：Pertuzumab, Trastuzumab, and Docetaxel in HER2-positive metastatic breast cancer. N Engl J Med. 2015；372(8)：724-34.
2) Miles D, et al：Effect of docetaxel duration on clinical outcomes：exploratory analysis of CLEOPATRA, a phase Ⅲ randomized controlled trial. Ann Oncol. 2017；28(11)：2761-7.

Column

⑦ PER＋Tmab＋DTXの代替療法の可能性

　CLEOPATRA試験の結果を受けて，HER2陽性進行再発乳癌に対する一次治療としてPER＋Tmab＋DTXが標準とされているが，DTXに対する忍容性が問題となる場合がある。以下でDTXを他の抗癌剤に代替したレジメンがいくつか検討されている。

●パクリタキセル[PTX][1]

　一次／二次治療のHER2陽性進行再発乳癌を対象とした，PER＋Tmab＋PTXの第2相試験では，PFSは21.4カ月，OSは44カ月であった。有害事象として末梢神経障害がGrade 1〜2で認められたが，発熱性好中球減少症，心機能低下は認められなかった。

●ビノレルビン酒石酸塩[VNR][2]

　HER2陽性進行再発乳癌を対象とした，一次治療としてのPER＋Tmab＋VNRの第2相試験では，奏効率(RR)は74.2％，PFSは14.3カ月であった。主な有害事象として下痢，好中球減少症が認められた。

●エリブリンメシル酸塩[3]

　タキサン系＋Tmab併用療法既治療のHER2陽性進行再発乳癌を対象とした，PER＋Tmab＋エリブリンメシル酸塩の第2相試験では，RRは34.8％，PFSは42.6週であった。主な有害事象としてGrade 3以上の好中球減少症を66.7％で認めたが，発熱性好中球減少症は認められなかった。また，現在JBCRG-M03試験(UMIN000012232)が行われている。

文献

1) Smyth LM, et al：Weekly paclitaxel with trastuzumab and pertuzumab in patients with HER2-overexpressing metastatic breast cancer：overall survival and updated progression-free survival results from a phase Ⅱ study. Breast Cancer Res Treat. 2016；158(1)：91-7.
2) Perez EA, et al：Safety and efficacy of vinorelbine in combination with pertuzumab and trastuzumab for first-line treatment of patients with HER2-positive locally advanced or metastatic breast cancer：VELVET Cohort 1 final results. Breast Cancer Res. 2016；18(1)：126.
3) Araki K, et al：First report of eribulin in combination with pertuzumab and trastuzumab for advanced HER2-positive breast cancer. Breast. 2017；35：78-84.

Column

⑧ 腫瘍崩壊（融解）症候群（TLS）

　腫瘍崩壊症候群（tumor lysis syndrome：TLS）は化学療法に高感受性の悪性腫瘍，一般には造血器悪性腫瘍や胚細胞性腫瘍で高頻度（10％以上）にみられる重篤な合併症として知られている[1]が，分子標的治療薬の導入により，進行再発乳癌でもみられることがある[2]。

　TLSの病態は「腫瘍の急速な崩壊に伴い，大量のカリウム，リン，核酸が血中に放出され，尿細管障害（尿酸／リン酸カルシウムの沈着）を起こすことにより急性腎障害→多臓器障害が引き起こされる」ことである。TLSの診断基準を表1および表2に示す[1]。

表1 ● Laboratory tumor lysis syndromeの診断項目

検査項目	検査値	ベースラインからの変化
尿酸	≧476 μmol/L（8mg/dL）	25％以上の上昇
カリウム	≧6.0mmol/L or 6mEq/L	25％以上の上昇
リン	≧2.1mmol/L（小児） ≧1.45mmol/L（成人）	25％以上の上昇
カルシウム	≦7mg/dL（1.75mmol/L）	25％以上の低下

（文献1より引用）

表2 ● Clinical tumor lysis syndromeの定義とグレーディング

Grade	0	1	2	3	4	5
LTLS	−	＋	＋	＋	＋	＋
クレアチニン上昇	＜1.5×正常上限	＜1.5×正常上限	＞1.5〜3.0×正常上限	＞3.0〜6.0×正常上限	＞6.0×正常上限	死亡
不整脈	なし	介入必要なし	緊急の介入は必要なし	有症状であり，完全には薬物コントロールができない，または医学機器（除細動器など）を用いてしかコントロールができない	生命を脅かすような状況（慢性腎不全に関連した不整脈，低血圧，失神，ショック状態など）	死亡
痙攣	なし	—	1回の短時間の全身性痙攣：抗痙攣薬でよくコントロールされる痙攣，またはADLに影響を与えない，頻回でない焦点運動発作	意識レベルが変化するような痙攣：コントロール不良の痙攣：医学的介入にもかかわらず起こるような全身性痙攣	コントロール不良で長時間続く痙攣（例：痙攣発作重積状態，難治性痙攣）	死亡

LTLS：laboratory tumor lysis syndrome

（文献1より引用）

表1においては2項目以上の合致でTLSと診断され，表2においては臨床症状を合わせてグレーディングされている。Grade 2または3以上の場合は，持続透析・人工換気を含めた集中治療管理が必要であり，致死率も高くなる。このようにTLSは，いったん発症すると致死的な経過をたどることが多いため，発症リスク評価と，それに応じた予防がきわめて重要である。

腫瘍量の多い進行再発乳癌で，特に全身薬物療法にナイーブな場合「TLSの発症リスクあり」と考え，ベースラインの尿酸・各種電解質を測定しておくことが予防の第一歩である（電解質はともかく，尿酸をルーチンに測定する乳腺外科医は，どの程度いるのであろうか？）。特に，抗HER2療法やベバシズマブ療法などを予定している場合は，急速な腫瘍崩壊をきたすため，造血器悪性腫瘍に準じた対応（表3）が必要である。この場合，尿酸値が高いケースはもちろん，LDHが高いケースも注意が必要である。

十分な補液，尿酸合成阻害薬（フェブキソスタット，商品名：フェブリク®）の内服を基本とするが，既に尿酸値が高い場合は尿酸分解酵素であるラスブリカーゼ（ラスリテック®）の併用[3]を検討する。なお，ラスブリカーゼ使用中は，試験管内でも尿酸分解が進むため，測定値が実際より低値（または測定限界未満）となることに留意する。フェブキソスタットの主な副作用は肝機能障害，ラスブリカーゼの主な副作用は過敏症である。

TLSは，いったん発症すると死亡率が高く，また，回復した場合でも腎機能障害などの後遺症を残すことがあり，将来の薬物療法に影響を及ぼす可能性が高い。腫瘍量が多いケースに対しては，血液内科・腫瘍内科との連携が必要である。

表3 ● 当施設におけるTLS予防の実際

少なくとも化学療法開始前日から①，②を開始する
　①補液2,250mL/m^2（生食を基本とする，ラクテック®はアシドーシスを助長することがあるため使用しない）
　②フェブリク®60mg/日（アロプリノールは使用しない）
　　※尿アルカリ化は不要（エビデンスなし）
さらに，尿酸≧7.5mg/dLの場合，③を追加
　③ラスリテック®0.2mg/kg/日

文献

1) Coiffier B, et al：Guidelines for the management of pediatric and adult tumor lysis syndrome：an evidence-based review. J Clin Oncol. 2008；26(16)：2767-78.
2) Taira F, et al：Tumor lysis syndrome following trastuzumab for breast cancer：a case report and review of the literature. Breast Cancer. 2015；22(6)：664-8.
3) Cortes J, et al：Control of plasma uric acid in adults at risk for tumor Lysis syndrome：efficacy and safety of rasburicase alone and rasburicase followed by allopurinol compared with allopurinol alone-results of a multicenter phase Ⅲ study. J Clin Oncol. 2010；28(27)：4207-13.

（中本翔伍，渡邉純一郎）

II 進行再発乳癌

ラパチニブ + カペシタビン

投与スケジュール

CAP 2,000mg/m²/日*，分2（朝夕食後）	↓↓	↓↓	↓↓		
LAP 1,250mg/日，分1（空腹時）	↓	↓	↓	↓	↓
ビタミン B_6 30mg/日，分3（毎食後）	↓↓↓	↓↓↓	↓↓↓	↓↓↓	↓↓↓
	1	…	14	…	21 （日）

上記3週（21日）を1サイクルとする。
＊：状態に合わせて，投与量は適宜減量

● 体表面積による投与量（CAP）

体表面積	1回用量
1.33 m² 未満	1,500mg（5錠）
1.33 m² 以上 1.57 m² 未満	1,800mg（6錠）
1.57 m² 以上 1.81 m² 未満	2,100mg（7錠）
1.81 m² 以上	2,400mg（8錠）

投与例

day	投与順	投与量	投与方法
1〜14	1	カペシタビン [CAP]（ゼローダ®）2,000mg/m²/日	内服（分2：朝夕食後）
1〜21	2	ラパチニブトシル酸塩水和物 [LAP]（タイケルブ®）1,250mg/日	内服（分1：空腹時）
	3	ビタミン B_6〔ピリドキサールリン酸エステル水和物（ピドキサール®）〕30mg/日	内服（分3：毎食後）

適応・治療開始基準

- HER2陽性手術不能または再発乳癌

かつての第二次治療であり，現在はトラスツズマブ エムタンシン [T-DM1] の登場により第三次以降の選択肢となった。しかし，毒性が高く，無増悪生存期間（PFS）も短いため，優先順位は低い。当科ではラパチニブトシル酸塩水和物 [LAP] ＋トラスツズマブ [Tmab] 療法を導入した後は本レジメンを適用したことはない。

項　目	満たすべき数値	備　考
好中球数	≧1,500/μL	減量すれば≧1,000/μLでも開始可能
ヘモグロビン	≧9.0g/dL	大球性の貧血を合併することがある
血小板数	≧75,000/μL	―
AST, ALT	ULN（施設基準値上限）の5倍未満	・肝不全徴候を認めないこと ・肝転移による肝酵素上昇の場合はAST/ALTの基準を弾力的に運用する ・日本人に多い体質性黄疸では注意が必要
総ビリルビン	≦2.0mg/dL	
クレアチニン	≦1.5mg/dL	またはクレアチニンクリアランス（Ccr）≧50mL/分
その他	治療の支障となる臓器障害・活動性の感染症がない	―

慎重投与

■LAPは，以下の患者は心不全などの心障害が現れる可能性があり注意が必要（併用により特に増強されるといった印象はない）。

- アンスラサイクリン系薬剤の投与歴
- 胸部への放射線治療歴
- うっ血性心不全，治療を要する不整脈の合併
- 冠動脈疾患の合併
- 高血圧
- 左室駆出率の低下・肝機能障害あり（副作用増強の可能性）

■その他の慎重投与

- 間質性肺疾患（放射性肺臓炎など）の合併
- 肝機能障害合併（副作用増強の可能性）
- 消化管潰瘍の合併（症状増悪の可能性）
- CYP3A4を介する薬剤（フェニトインなど）を使用中（LAP血中濃度変化の可能性）
- ワルファリンカリウム（ワーファリン）使用中（ワルファリンカリウム効果増強の可能性）
- QT間隔延長を起こす可能性のある薬剤の使用（QT延長を起こす可能性）
- プロトンポンプ阻害薬の使用（LAPのAUC低下）
- 高齢者

効果

- アンスラサイクリン系，タキサン系薬剤，Tmabによる治療歴を有するHER2陽性進行再発乳癌を対象に，カペシタビン［CAP］単独とLAP＋CAPを比較した第3相試験において，無増悪期間（TTP）はLAP＋CAP群で有意に改善された〔PFS：LAP＋CAP群8.4カ月，CAP群4.4カ月（HR：0.49 95％CI：0.34-0.71）〕。また，奏効率（RR）の向上も認めた（LAP＋CAP群：22％，CAP群：14％）[1]。全生存期間（OS）は早期中止やクロスオーバーによる影響があるものの，LAP＋CAP群で良好な傾向を認めた〔LAP＋CAP群：75.0週，CAP群：64.7週（HR：0.87 95％CI：0.71-1.08）〕[2]。

ラパチニブ + カペシタビン
有害事象マニュアル

有害事象の発現率と発現時期

有害事象	発現率(%) All Grade	発現率(%) Grade 3/4	発現時期
✓ 下痢	60	13	投与1〜7日後,持続
✓ 手掌・足底発赤知覚不全症候群	49	7	1〜数サイクル後
□ 悪心	44	2	投与1〜7日後
□ 発疹	27	1	投与1〜7日後,持続
□ 疲労	18	2	不定
□ 口腔粘膜炎	15	0	投与10〜14日後
□ 腹痛	15	1	不定
□ 食欲不振	15	<1	投与1〜7日後
□ 心障害	4.0	NA	不定
□ 間質性肺炎	0	0	不定
□ QT間隔延長	0	0	不定
✓ 皮疹・皮膚亀裂	頻度不明		1〜数サイクル後

☑:「有害事象マネジメントのポイント」(☞p173)参照。

減量早見表

減量レベル	LAP
初回投与量	1,250mg/日
-1	1,000mg/日
-2	750mg/日
-3	中止

● CAP減量早見表

体表面積	減量レベル -1	減量レベル -2
1.13m^2未満	900mg	600mg
1.13m^2以上1.21m^2未満	1,200mg	600mg
1.21m^2以上1.45m^2未満	1,200mg	900mg
1.45m^2以上1.69m^2未満	1,500mg	900mg
1.69m^2以上1.77m^2未満	1,500mg	1,200mg
1.77m^2以上	1,800mg	1,200mg

有害事象マネジメントのポイント

✓ 下 痢

治療開始前のマネジメント

- LAP・CAPのいずれも下痢のプロファイルを有する。
- 投与早期から現れ，繰り返す可能性があることを説明し，止痢薬（ロペラミド塩酸塩1～2mg/回）をあらかじめ処方しておく。

有害事象発生時のマネジメント

- 止痢薬の内服により回復する場合は休薬・減量は不要であり，水分補給を促すだけでよい。
- 下痢の改善まで脂質・食物繊維を多く含む食品は避けるよう指導する。
- ロペラミド塩酸塩4mg/日によっても改善しない場合はLAP・CAP両剤の休薬が必要であり，経静脈的補液の必要性を判断するために受診を促す。
- 感染性下痢との鑑別が必要である。

減量のポイント

- 下痢を繰り返す場合，LAPを1,250→1,000mgへ，CAPを1段階減量する。

✓ 手掌・足底発赤知覚不全症候群（手足症候群）

治療開始前のマネジメント

- 両剤とも皮膚障害の多い薬剤であり，美容上のデメリットがあることを事前に説明する。
- 予防的にビタミンB_6内服および保湿剤〔ヘパリン類似物質（ヒルドイド®ソフト軟膏）〕を処方し，セルフケアを促す。

- 紫外線への曝露を避けるよう指導する（帽子・長袖の衣服，サンダルの禁止など）。

有害事象発生時のマネジメント

- Grade 2以上の手足症候群が出現した場合は，まずCAPの減量・休薬を行う。
- Grade 3の手足症候群が出現した場合は両剤とも中止し，皮膚科専門医のもと，適切な処置を行う。

減量のポイント

- まずCAPの1段階減量を行い，回復が不十分な場合はLAPの減量（1,250→1,000mg）を行う。

✓ 皮疹・皮膚亀裂

治療開始前のマネジメント

- LAPによるEGFR阻害作用のみならず，CAPの基底細胞障害も加わり，増強されることが多い。
- 投与早期から現れ，繰り返す可能性があることを説明しセルフケアを促す。
- ざ瘡様皮疹の予防として洗顔・保湿，皮膚亀裂の予防として保湿が重要であることを説明する。

有害事象発生時のマネジメント

- ざ瘡様皮疹に対してはstrongestレベルのステロイド軟膏〔クロベタゾールプロピオン酸エステル（デルモベート®）など〕を短期間（数日）使用し，その後very strongレベルのステロイド軟膏〔ジフルプレドナート（マイザー®）など〕へ変更する。
- ざ瘡様皮疹に対しては尋常性ざ瘡治療薬のアダパレン（ディフェリン®ゲル）が有効な場合がある。
- 皮膚亀裂の予防にはヘパリン類似物質（ヒルドイド®ソフト軟膏）を用い，亀裂部にはvery strongレベルのステロイド軟膏〔ジフルプレドナート（マイザー®）など〕を使用する。

減量のポイント

- 症状を繰り返す場合，LAPを1,250→1,000mgへ減量して経過をみる。
- 経過によりCAPの1段階減量も考慮する。
- その他の抗HER2療法における有害事象マネジメントのポイントは「抗HER2療法」（☞p126）を参照されたい。

> **症例** 54歳女性，HER2陽性ER陽性乳癌再発，肝転移・骨転移
>
> 身長159cm，体重48kg，PS 0。第二次抗HER2療法としてLAP＋CAP療法を開始。2サイクル前後よりGrade 1の手足症候群ならびに皮膚亀裂を合併。ヘパリン類似物質(ヒルドイド®ソフト軟膏)によるケアを開始した。途中，手足症候群の増悪を繰り返したが，ステロイド軟膏ジフルプレドナート(マイザー®)によるセルフケアを指導し，対応可能であった。しかしながら，長期の投与となるにつれ手足症候群が遷延する傾向となり，Grade 2手足症候群がサイクル終了日においても持続する場合は，CAPの休薬を1週間延長するよう指導した。皮膚亀裂に関してはステロイド軟膏の重点的使用(就眠前にやや多めを塗布)および市販薬(ヒビケア®)の使用を推奨し，日常生活に支障をきたさないよう配慮した。爪囲炎，特に足趾に合併をみた場合には，皮膚科専門医の支援を依頼した。
>
> これらの支援をもとにアドヒアランスを維持し，長期間(2年以上)の投与が可能であった。

文献

1) Geyer CE, et al：Lapatinib plus capecitabine for HER2-positive advanced breast cancer. N Engl J Med. 2006；355(26)：2733-43.
2) Cameron D, et al：Lapatinib plus capecitabine in women with HER-2-positive advanced breast cancer：final survival analysis of a phase Ⅲ randomized trial. Oncologist. 2010；15(9)：924-34.

〔中本翔伍，渡邉純一郎〕

II 進行再発乳癌

ラパチニブ＋トラスツズマブ

投与スケジュール

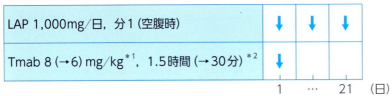

LAP 1,000mg/日，分1（空腹時）	↓	↓	↓
Tmab 8（→6）mg/kg*1, 1.5時間（→30分）*2	↓		
	1	…	21 （日）

上記3週（21日）を1サイクルとする。
* 1：2回目以降は6mg/kg
* 2：初回投与に問題なければ2回目以降は30分

投与例

day	投与順	投与量	投与方法
1〜21	1	ラパチニブトシル酸塩水和物［LAP］（タイケルブ®）　1,000mg/日	内服（分1：空腹時）
1	2	トラスツズマブ［Tmab］（ハーセプチン®）8（→6）mg/kg ＋生食 250 mL	点滴末梢本管 （1.5時間→30分）

適応・治療開始基準

- HER2陽性進行再発乳癌（2019年4月時点では保険適用外）

有害事象も比較的マネジメントしやすく，ユーティリティの広いレジメンである。当科では抗HER2療法の第三次（以降）治療として頻用している。効果／有害事象のバランスが良いレジメンである。

項　目	満たすべき数値	備　考
好中球数	≧1,000/μL	―
ヘモグロビン	≧8.0g/dL	―
血小板数	≧75,000/μL	―
AST，ALT	ULN（施設基準値上限）の5倍未満	・肝不全徴候を認めないこと ・肝転移による肝酵素上昇の場合はAST/ALTの基準を弾力的に運用する
総ビリルビン	≦2.0mg/dL	
クレアチニン	≦1.5mg/dL	またはクレアチニンクリアランス（Ccr）≧50mL/分
その他	治療の支障となる臓器障害・活動性の感染症がない	―

慎重投与

- トラスツズマブ[Tmab]およびラパチニブトシル酸塩水和物[LAP]は，以下の患者は心不全などの心障害が現れる可能性があり注意が必要（併用により特に増強されるといった印象はない）。

  - アンスラサイクリン系薬剤の投与歴
  - 胸部への放射線治療歴
  - うっ血性心不全，治療を要する不整脈の合併
  - 冠動脈疾患の合併
  - 高血圧
  - 左室駆出率の低下・肝機能障害あり（副作用増強の可能性）

- その他の慎重投与

  - 間質性肺疾患（放射性肺臓炎など）の合併
  - CYP3A4を介する薬剤（フェニトインなど）の使用（LAP血中濃度変化の可能性）
  - QT間隔延長を起こす可能性のある薬剤の使用（QT延長を起こす可能性）
  - プロトンポンプ阻害薬の使用（LAPのAUC低下）
  - 高齢者

効 果

- Tmab既治療のHER2陽性進行再発乳癌を対象に，LAP単独とLAP＋Tmabを比較した第3相試験（EGF104900）[1]において，全生存期間（OS）と無増悪生存期間（PFS）はLAP＋Tmab群で有意に改善された（OS：LAP 9.5カ月，LAP＋Tmab 14カ月，PFS：LAP 8.1週，LAP＋Tmab 11.1週）。

ラパチニブ＋トラスツズマブ
有害事象マニュアル

有害事象の発現率と発現時期[1]

有害事象	発現率（％） All Grade	発現率（％） Grade 3	発現時期
✓ 下痢	62	7	投与1～7日後，持続
発疹	29	NA	投与1～7日後，持続
悪心	頻度不明		不定
疲労	頻度不明		投与数日後，持続
心障害	7		不定
肝機能障害	頻度不明		投与7～21日後
間質性肺炎	頻度不明		不定
QT間隔延長	頻度不明		不定
✓ 皮疹・皮膚亀裂	頻度不明		投与1～7日後，持続

☑：「有害事象マネジメントのポイント」参照。

減量早見表

減量レベル	LAP
初回投与量	1,000mg／日
−1	750mg／日

有害事象マネジメントのポイント

✓ 下痢

治療開始前のマネジメント

- LAPの有するEGFR阻害作用による（Tmabにおいても下痢の報告はある）。
- 高頻度に投与早期から現れ，繰り返す可能性があることを説明し，止痢薬（ロペラミド塩酸塩1～2mg／回）をあらかじめ処方しておく。

有害事象発生時のマネジメント

- 止痢薬の内服により回復する場合は休薬・減量は不要であり，水分補給を促すだけでよい。
- 下痢の改善まで脂質・食物繊維を多く含む食品は避けるよう指導する。
- ロペラミド塩酸塩4mg／日によっても改善しない場合はLAPの休薬が必要であり，経静脈的補液の必要性を判断するために受診を促す。

- 感染性下痢との鑑別が必要である。

減量のポイント

- 下痢を繰り返す場合，LAPを1,000→750mgへ減量して経過をみる。
- Tmabの減量・休薬は不要である。

✓ 皮疹・皮膚亀裂

治療開始前のマネジメント

- LAPの有するEGFR阻害作用による（Tmabにおいても皮疹の報告はある）。
- 投与早期から現れ，繰り返す可能性があることを説明しセルフケアを促す。

- ざ瘡様皮疹の予防として洗顔・保湿，皮膚亀裂の予防として保湿が重要であることを説明する。
- 関連した皮膚障害として爪甲の菲薄化などもみられる。

有害事象発生時のマネジメント

- ざ瘡様皮疹に対してはstrongestレベルのステロイド軟膏〔クロベタゾールプロピオン酸エステル（デルモベート®）など〕を短期間（数日）使用し，その後very strongレベルのステロイド軟膏〔ジフルプレドナート（マイザー®）など〕へ変更する。

- ざ瘡様皮疹に対しては尋常性ざ瘡治療薬のアダパレン（ディフェリン®ゲル）が有効な場合がある。
- 皮膚亀裂の予防にはヘパリン類似物質（ヒルドイド®ソフト軟膏）を用い，亀裂部にはvery strongレベルのステロイド軟膏〔ジフルプレドナート（マイザー®）など〕を使用する。

- 爪甲の菲薄化に対しては爪用オイルの使用，爪の補強（トップコート）を行う。

減量のポイント

- 症状を繰り返す場合，LAPを1,000→750mgへ減量して経過をみる。
- Tmabの減量・休薬は不要である。
- その他の抗HER2療法における有害事象マネジメントのポイントは，「抗HER2療法」（☞p126）を参照されたい。

> **症例** 62歳女性，HER2陽性再発乳癌，多発肝転移，腹腔内リンパ節転移
>
> 身長152cm，体重39kg，PS 0。第四次治療としてトラスツズマブ エムタンシン[T-DM1]を継続中，Grade 2の肺高血圧症を合併し，治療を終了。第五次治療としてLAP＋Tmab療法を開始。LAP 1,000mg連日，Tmab 6mg/kg 3週ごととしたが，治療開始7日後からGrade 1ざ瘡様皮疹およびGrade 1皮膚亀裂（手指）が出現した。両者ともステロイド外用薬によってGrade 1を維持したが，治療開始約3カ月後から後者がGrade 2へ増悪したため，小柄なことも考慮し，LAPを1,000→750mgへ減量した。その後，ざ瘡様皮疹・皮膚亀裂ともGrade 1を維持しており，1年以上治療を継続中である。下痢はGrade 0↔1を繰り返しているが，止痢薬の使用はなく，経過を観察中である。

文献

1) Blackwell KL, et al: Overall survival benefit with lapatinib in combination with trastuzumab for patients with human epidermal growth factor receptor 2-positive metastatic breast cancer: final results from the EGF104900 Study. J Clin Oncol. 2012; 30(21): 2585-92.

（中本翔伍，渡邉純一郎）

索 引

英 数

数字
5-FU ☞ フルオロウラシル
5-HT₃受容体拮抗制吐薬　42, 83

A
ABM ☞ アベマシクリブ
ANC（absolute neutrophil count）☞ 好中球絶対数
AST／ALT 増加　124, 132

B
beyond PD　19
Bmab ☞ ベバシズマブ
BNP（brain natriuretic peptide）☞ 脳性ナトリウム利尿ペプチド検査
*BRCA*変異陽性　7, 23

C
CAP ☞ カペシタビン
CDK4／6阻害薬　6, 12, 15, 19, 20
chemo-break　92
CMF療法　80
CPA ☞ シクロホスファミド水和物
CPFX　42

D
dose-dense化学療法　3, 33, 63
DTX ☞ ドセタキセル水和物
d-クロルフェニラミンマレイン酸塩　72

E
EC（FEC）＋3weekly DTX 療法　46
EC（FEC）＋weekly PTX 療法　52
EC（FEC）療法　38

EMT（epithelial-mesenchymal transition）☞ 上皮間葉転換
EPI ☞ エピルビシン塩酸塩
ER　6
── 陰性HER2陰性進行再発乳癌　28
── 陰性HER2陽性進行再発乳癌　24
── 陽性HER2陰性進行再発乳癌　11, 87, 92
── 陽性HER2陽性進行再発乳癌　23
EVE ☞ エベロリムス
EXE ☞ エキセメスタン

F
FN（febrile neutropenia）☞ 発熱性好中球減少症
FUL ☞ フルベストラント

G
G-CSF（granulocyte colony-stimulating factor）　43
GEM ☞ ゲムシタビン塩酸塩

H
HER2受容体　3, 5, 6, 23, 24

I
ILD（interstitial lung disease）☞ 間質性肺疾患
infusion reaction（注入に伴う反応）　72, 126

K
Ki-67　6

L
LAP ☞ ラパチニブトシル酸塩水和物
LET ☞ レトロゾール
luminal A　3

luminal B　3, 23
luminal-HER2　3
LVEF（left ventricular ejection fraction）☞ 左室駆出率

M
MONARCH 3試験　14
mTOR阻害薬　19
MTX ☞ メトトレキサート

N
NSAIDs　72

P
PAL ☞ パルボシクリブ
PARP（poly ADP-ribose polymerase）阻害薬　6
PCP（Pneumocystis pneumonia）☞ ニューモシスチス肺炎
PEG G-CSF　63
PER ☞ ペルツズマブ
── ＋Tmab＋DTX療法　75
PIK3CA　8
PTX ☞ パクリタキセル

S
S-1（TS-1）　98

T
TC療法　58
T-DM1 ☞ トラスツズマブ エムタンシン
TLS（tumor lysis syndrome）☞ 腫瘍崩壊症候群
Tmab ☞ トラスツズマブ

V
VNR ☞ ビノレルビン酒石酸塩

W
weeklyパクリタキセル（＋トラスツズマブ）　142

和　文

あ
アセトアミノフェン　72
アバスチン®　134
アフィニトール®　92
アプレピタント　83
アベマシクリブ　6, 14, 20, 86
　　──＋内分泌療法　86
アレルギー反応　49, 55
アロマシン®　92
アンスラサイクリン系薬　59

い
イブランス®　6, 149
維持的内分泌療法　22
息切れ　127
咽頭違和感　49, 56

う
うっ血性心不全　43

え
エキセメスタン　92
　　──＋エベロリムス　92
エストロゲン受容体　☞ ER
エピルビシン塩酸塩　38, 39, 63
エベロリムス　33, 92
エリブリン（＋トラスツズマブ）　103
エリブリンメシル酸塩　103, 166
エンドキサン®　38, 58, 63, 80

お
オラパリブ　6, 15, 109
オンダンセトロン塩酸塩水和物　42
悪寒　42, 72, 126
悪心　42, 83, 112, 126
嘔吐　42, 83, 112

か
カドサイラ®　129
カペシタビン　114, 169
カルシウム拮抗薬　139

化学療法　3
顆粒球コロニー刺激因子　☞ G-CSF
咳嗽　126, 127
角膜障害　101
肝機能障害　107
肝転移　13
間質性肺炎　90, 95, 152
間質性肺疾患　31
　　治療関連性──　31
関節痛　55
感染症　96
感染性下痢　89
感染予防　42, 106, 112
緩和治療　10
眼乾燥感　101
眼痛　101
顔面紅潮　49, 56

き
起壊死性抗癌剤　159
胸部単純X線写真　90
筋肉痛　55

く
クレアチニン値上昇　89

け
ゲムシタビン（＋トラスツズマブ）　120
ゲムシタビン塩酸塩　120
下痢　77, 88, 101, 118, 163, 173, 178
血圧低下　49, 56
血管炎　159
血小板数減少　132, 152
血痰　152
血中酸素飽和度低下　49, 56
血尿　152
倦怠感　124

こ
呼吸困難感　49, 56, 72
抗HER2療法　3, 126
降圧薬　139

口腔ケア　95
口腔粘膜炎　95
高血圧　138, 139
高血糖　96
光線過敏症　148
好中球数減少　42, 89, 100, 106, 112, 123, 158
好中球絶対数　43
紅潮　72
喉頭異常感　126
骨髄癌腫症　17
骨髄浸潤　17

さ
ざ瘡様皮疹　78, 164
サイクリン依存性キナーゼ4/6阻害薬　☞ CDK4/6阻害薬
左室駆出率　73, 127
左心機能低下　165
再発乳癌　10, 109, 121, 150, 169

し
シクロホスファミド水和物　38, 39, 58, 63, 80
ジェムザール®　120
ジーラスタ®　63
紫外線　118, 173
持続型G-CSF製剤　43
手術不能乳癌　10, 109, 121, 150
手掌・足底発赤知覚不全症候群　118, 173
出血　139
腫瘍崩壊（融解）症候群　167
周術期乳癌　2
上皮間葉転換　7
静脈血栓塞栓症　90
心機能障害　43, 127
心筋障害　44
心毒性　73
進行乳癌　9
浸潤性乳癌　39, 46, 52, 59, 64, 81

す
ステロイド軟膏　78, 164, 174

索引

つ
頭痛　72, 126
水様性下痢　101, 118

せ
ゼローダ®　114, 169
洗顔　78

そ
爪甲の菲薄化　78, 164
創傷治癒遅延　139

た
タール便　152
タイケルブ®　169, 176
蛋白尿　139

ち
中心静脈ポートの留置　159
中枢神経転移　26
注入に伴う反応　☞ infusion reaction
注入部位血管外漏出　159

つ
爪障害　147

て
ティーエスワン®　98
テガフール・ギメラシル・オテラシルカリウム配合　98
デキサメタゾン　83
手足症候群　118, 173

と
トラスツズマブ　70, 75, 103, 114, 120, 142, 154, 161, 176
トラスツズマブ エムタンシン　129
トリプルネガティブ　7, 28
ドセタキセル水和物　46, 58, 75, 161
ドパミン受容体拮抗薬　42, 83
ドンペリドン　42
糖尿病　96
動悸　44, 127

な
ナベルビン®　154
内臓転移　13
内分泌療法　12
　　＋CDK4/6阻害薬　14, 17

に
ニューモシスチス・イロベチイ肺炎　32
ニューモシスチス肺炎　68

ね
粘血便　89

の
脳性ナトリウム利尿ペプチド検査　73

は
ハーセプチン®　70, 75, 103, 114, 120, 142, 154, 161, 176
ハラヴェン®　103
バイタルサイン　49, 56
パージェタ®　75, 161
パクリタキセル　52, 134, 142, 166
　　＋ベバシズマブ　134
パルボシクリブ　6, 14, 20
　　＋内分泌療法　149
パロノセトロン塩酸塩　42
発熱　42, 72, 89, 100, 106, 107, 112, 126
　　性好中球減少症　42

ひ
ヒドロコルチゾンリン酸エステルナトリウム　72
ビタミンB_6　169
ビノレルビン（＋トラスツズマブ）154
ビノレルビン酒石酸塩　154, 166
ピドキサール®　169
ピリドキサールリン酸エステル水和物　169
皮疹　72, 174, 179
皮膚亀裂　174, 179

皮膚障害　55, 61
肥満　138
疲労　152
鼻出血　152
貧血　112

ふ
フェソロデックス®　86, 149
フェノチアジン系抗精神病薬　42, 83
フェマーラ®　86, 149
フルオロウラシル　39, 63, 80
フルベストラント　14, 86, 149
プレガバリン　56
プロクロルペラジン　42
腹痛　89, 101, 118
分子標的療法　22

へ
ヘパリン類似物質　55, 61, 174
ベージニオ®　6, 86
ベバシズマブ　134
ベンゾジアゼピン系抗不安薬　42
ペグフィルグラスチム　63
ペルツズマブ　75, 161
　　＋トラスツズマブ＋ドセタキセル　161

ほ
ホルモン療法　3
保湿　55, 61, 78
発疹　78, 164

ま
末梢神経障害　49, 56, 138, 147

む
むくみ　127

め
メソトレキセート®　80
メトクロプラミド　42
メトトレキサート　80
免疫チェックポイント阻害薬　8

ゆ

輸血　*112*

ら

ラニチジン塩酸塩　*73*
ラパチニブトシル酸塩水和物
　169, 176

り

リムパーザ®　*6, 109*

流涙　*101*

る

涙道障害　*50, 165*

れ

レトロゾール　*86, 149*
レボフロキサシン水和物　*42*

ろ

ロペラミド塩酸塩　*77, 88, 163,
　173, 178*
労作性呼吸困難　*44*

わ

ワンタキソテール®　*46, 58, 75,
　161*

■編者紹介

西村誠一郎 (にしむらせいいちろう)
静岡県立静岡がんセンター乳腺外科部長

1994年	宮崎大学医学部卒業
	卒業後，宮崎大学医学部第一外科入局，その後癌研究会病院乳腺外科，癌研究会有明病院乳腺外科を経て
2012年	静岡県立静岡がんセンター乳腺外科医長
2015年	現職

〈資格〉
日本外科学会専門医
日本乳癌学会専門医，指導医
臨床遺伝専門医
日本がん治療認定医機構がん治療認定医

〈所属〉
日本外科学会，日本臨床外科学会，日本癌治療学会，日本癌学会，日本乳癌学会，日本乳癌検診学会，日本人類遺伝学会，日本家族性腫瘍学会

〈専門分野〉
乳腺外科学（乳房温存療法，遺伝性乳癌卵巣癌症候群の診断・治療）

渡邉純一郎 (わたなべじゅんいちろう)
静岡県立静岡がんセンター女性内科部長

1991年	千葉大学医学部卒業
	千葉大学附属病院第一内科（消化器・腎臓・血液内科）入局
	以後，関連病院・大学病院にて血液腫瘍内科学の研修
1999年	癌研究会病院化学療法科医員
2002年	静岡県立静岡がんセンター女性内科医長
2018年	現職

〈資格〉
日本内科学会内科認定医，総合内科専門医，指導医
日本血液学会血液専門医，指導医

〈所属〉
日本内科学会，日本血液学会，日本臨床腫瘍学会，日本乳癌学会，米国腫瘍学会（ASCO），欧州腫瘍学会（ESMO）

〈専門分野〉
乳腺内科学，腫瘍内科学，血液内科学

静がんメソッド
静岡がんセンターから学ぶ最新化学療法＆有害事象マネジメント

乳癌編

定価（本体4,800円＋税）

2016年 2月12日　　第1版
2019年 6月21日　　第2版
2019年 8月15日　　第2版2刷

- ■ 編著者　　西村誠一郎, 渡邉純一郎
- ■ 発行者　　梅澤俊彦
- ■ 発行所　　日本医事新報社
  〒101-8718 東京都千代田区神田駿河台2-9
  電話　03-3292-1555（販売）・1557（編集）
  www.jmedj.co.jp
  振替口座　00100-3-25171
- ■ 印　刷　　株式会社加藤文明社

© 西村誠一郎, 渡邉純一郎 2019 Printed in Japan
ISBN978-4-7849-5617-3　C3047　￥4800E

- ・本書の複製権・翻訳権・上映権・譲渡権・公衆送信権（送信可能化権を含む）は（株）日本医事新報社が保有します。
- ・**JCOPY** ＜(社)出版者著作権管理機構 委託出版物＞
  本書の無断複写は著作権法上での例外を除き禁じられています。複写される場合は，そのつど事前に，(社)出版者著作権管理機構（電話 03-3513-6969, FAX 03-3513-6979, e-mail:info@jcopy.or.jp）の許諾を得てください。